W0224342

JULIAN WALDEN

SELBST BEWUSST

UND CHARISMATISCH

Wie Sie systematisch ein kraftvolles Selbstbewusstsein aufbauen, weiterentwickeln und zu einem charismatischen Menschenmagneten werden

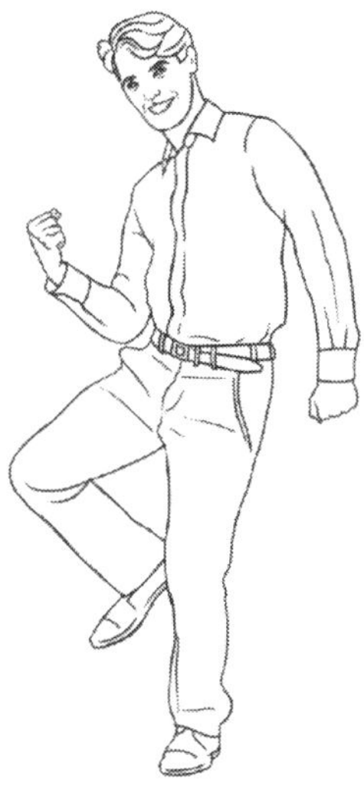

SOURCE CODE VERLAG

Bibliografische Informationen der Deutschen Nationalbibliothek
Die Deutsche Nationalbibliothek verzeichnet diese Publikation in der Deutschen Nationalbibliographie; detaillierte Daten sind im Internet abrufbar über: https://portal.dnb.de

SELBSTBEWUSST UND CHARISMATISCH
1. Auflage 2021
Alle Rechte vorbehalten

ISBN-13: 978-3-949118-12-8

Der Autor Julian Walden
wird vertreten durch:

Source Code Verlag
Robert Dominic Hülsmeyer
Geisinger Str. 37
78166 Donaueschingen

info@source-code-verlag.de
https://www.source-code-verlag.de

Mitwirkende:
Robert Dominic Hülsmeyer

Nachdruck, auch auszugsweise, verboten. Kein Teil dieses Werks darf ohne schriftliche Erlaubnis des Autors oder des Verlages in irgendeiner Form reproduziert, vervielfältigt oder verbreitet werden.

„Wir entscheiden selbst, ob wir die beste Version von uns selbst werden."

Julian Walden

Über den Autor

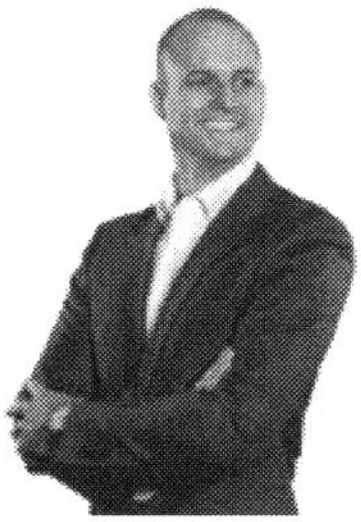

Julian Walden ist zertifizierter Hypnosecoach, NLP-Coach, systemischer Coach, psychologischer Berater und Businesstrainer. In seinen Seminaren zur Persönlichkeitsentwicklung befreit er die Teilnehmer von tief verwurzelten Blockaden und Ängsten und diese laufen anschließend begeistert über 7 Meter glühend heiße Kohlen.

In seiner Arbeit legt er einen großen Wert auf effiziente und nachhaltige Techniken. Seine Kunden sind Privatpersonen, Führungskräfte aus dem oberen und mittleren Management, sowie komplette Teams, Mannschaften und Gruppen.

Julian Waldens Ziel ist es stets, Menschen zu helfen sich von einschränkenden, blockierenden oder sabotierenden Gedanken und Zuständen zu befreien, damit sie zur besten Version von sich selbst werden können.

www.der-vitalisierer.de

INHALT

Kurzes Vorwort

Menschen mit einem schwächeren Selbstbewusstsein entgehen viele Facetten des Lebens. Sie führen in der Regel unglücklichere Beziehungen, sind nicht so erfolgreich im Beruf und müssen dafür teuer bezahlen. Nämlich mit ihrer Lebensqualität. Wer hingegen seine Stärken, Schwächen, Wünsche, Träume, Ziele und Werte kennt, aber auch danach handelt, wird langfristig zu den erfolgreicheren und glücklicheren Menschen zählen. Große Krisen, Herausforderungen und Hürden lassen sich viel einfacher bewältigen, je selbstbewusster man ist. Ebenso können Entscheidungen schneller getroffen und Ziele viel einfacher erreicht werden.

Mit diesem Buch gibt Julian Walden seinen Leserinnen und Lesern das nötige Wissen und die erforderlichen Werkzeuge an die Hand, um sein Selbstbewusstsein ein Leben lang wachsen zu lassen. Das ist die Grundlage für ein zufriedenes und glückliches Leben in allen Bereichen.

Viele inspirierende Erkenntnisse wünscht Ihnen

Ihr

Robert Dominic Hülsmeyer
Gründer des Source Code Verlags

Einleitung

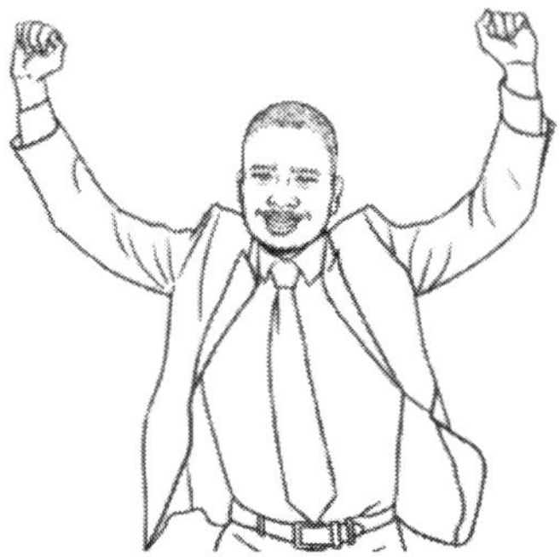

Der Blinker meines Autos tickte. Noch einmal rechts und über den Hof. Dann einen Parkplatz finden. Zwischen zwei großen SUVs war noch etwas frei. Ich legte den Rückwärtsgang ein und parkte.

Seit Monaten freute ich mich auf die nächsten drei Tage. Zwei gute Freunde begleiteten mich. Wir stiegen aus, holten unsere Taschen aus dem Kofferraum, zogen unsere Jacketts an und gingen auf die andere Seite zu einem großen Gebäude. Den Weg fanden wir sofort, denn von Weitem konnte man bereits die wartenden Menschen vor dem Eingang sehen. Und so gingen auch wir dorthin. Grob überschlagen standen dort bereits 250 Personen. Es waren noch 30 Minuten, bis zum Einlass. Voller Vorfreude gesellten wir uns zu einer Gruppe junger

Männer, die scheinbar sehr gut gelaunt waren. Wir unterhielten uns nett und philosophierten darüber, wie fantastisch wohl die nächsten Tage werden würden. Doch wo waren wir überhaupt?

Ich buchte einige Wochen zuvor, mit meinen Freunden, ein Seminar-Event zur Persönlichkeitsentwicklung. Seit Jahren beschäftigte ich mich mit diesem Thema, dennoch war diese Veranstaltung für mich etwas ganz Neues. Direkt am ersten Abend sollte ich meinen ersten Feuerlauf am eigenen Leib spüren. Was ich damals noch nicht wusste war, dass ich dies noch über hundert Mal machen und sogar andere dabei begleiten würde.

Die Aufgabe war es barfuß über glühend heiße Kohlen zu laufen. Temperaturen von 800 bis 1.000 Grad standen in der Ausschreibung. Und das über 10 Meter Länge. Als wir in der Gruppe standen war mir noch nicht klar, was mich erwarten würde. Ich schwankte innerlich zwischen großem Respekt und maximaler Vorfreude. Mir war bereits aus Erzählungen klar, dass dieser Lauf vollkommen gefahrenfrei sein würde. Sonst hätten die Veranstalter längst ein Problem bekommen. Doch in meiner Vorstellung wusste ich nicht, wie es einem Menschen möglich sein kann, über diesen heißen Kohlenteppich zu laufen, ohne sich zu verletzen. Ich wollte dieses Phänomen unbedingt selbst erleben.

In den Tagen zuvor sprach ich mit einigen Bekannten über dieses Seminarevent und erntete seltsame Blicke. Auch, wenn sie sich für mich freuten, konnten sich einige nicht vorstellen, warum man über glühende Kohlen laufen sollte. Jeder hat sicherlich seine eigene Motivation. Für mich war es auf der einen Seite die Neugier und zusätzlich sah ich diesen Prozess als eine Art Metapher für das gesamte Leben. Wie oft denken wir, dass irgendetwas nicht funktioniert und tun es deshalb nicht? Viele Menschen leben ein Leben, ohne ihr volles Potential zu entfalten. Sie bleiben in Ihrer Komfortzone und tun einfach das, was sie immer schon getan haben. Dabei entgehen Ihnen wertvolle Erfahrungen. Seit meiner Kindheit war ich jemand, der Grenzen sprengen wollte. Daher reizte mich dieser Feuerlauf so sehr. Wieder einmal wollte ich das Unvorstellbare möglich machen. Mir war jedoch noch nicht klar, wie tiefgreifend dieser Prozess wirklich ist.

Und so standen wir am Eingang, mit den jungen Herren. Wir lachten und hatten eine große Vorfreude.

Dann öffneten sich die Türen. Wir zückten unsere Eintrittskarten und stellten uns an. Einige waren scheinbar so nervös, dass sie bereits das drängeln anfingen. Ich war mir sicher, dass jeder seinen Platz finden würde, daher ließ ich mich davon nicht beeindrucken. An der Tür kontrollierte eine sehr nette Dame unsere Tickets und ließ uns hinein. Zunächst gingen wir durch ein großes Foyer und folgten einfach den Massen in den großen Seminarraum. Zahlreiche Tische waren aneinandergereiht. Sie waren liebevoll dekoriert, mit Workbooks, Stiften, Malkarten, Blumen , Getränken und kleinen Snacks. Wir suchten uns mittig Fensterplätze, blätterten das Workbook durch und freuten uns auf das was kam.

An diesem Tag gab es vier Lerneinheiten. Zunächst wurden wir von der Crew begrüß. Dann kam der Seminarleiter und startete mit seinem Programm. Wir sprachen über die Lebensgesetze, schlechte Gewohnheiten, unsere Werte und tiefsitzende Ängste. Zu diesem Zeitpunkt war ich selbst bereits als Coach tätig und half anderen Menschen bei genau diesen Themen. Dennoch konnte ich einige neue und interessante Ansätze und Gedanken für mich mitnehmen.

Am Abend war es dann soweit. Der Feuerlauf wurde eingeläutet. Der Seminarleiter erklärte uns die genaue Vorgehensweise. Er erzählte uns, dass wir zunächst einen mentalen Angstwandlungsprozess durchlaufen würden. Dieser war erforderlich, damit sich auch wirklich alle Teilnehmer an die Vorgaben halten konnten. Es wäre nicht förderlich gewesen, wenn jemand während des Feuerlaufs Panik bekommen hätte. In diesem Moment spürte ich eine leichte Aufregung. Es war wieder diese Mischung aus Respekt und Neugier.

Wir schlossen unsere Augen und lauschten den Worten, die aus den Lautsprechen tönten. Es war eine mentale Reise, durch das gesamte Leben. In über 60 Minuten zog meine gesamte Vergangenheit, wie ein Film, an mir vorbei. Mir begegneten Situationen, die ich längst vergessen hatte. Ich sah vor meinem geistigen Auge, wie mir andere Kinder im Kindergarten meine Spielzeuge wegnahmen. Dabei spürte ich exakt die gleichen Gefühle, wie damals. Ich fühlte mich klein, hilflos, ausgegrenzt und missverstanden.

Dann kam eine Situation aus der Schule, in der es Streit mit anderen Schülern gab. Es war in der 7. Klasse. Meine Freunde gingen damals auf eine andere Schule als ich. In meiner Klasse gab es jedoch eine Gruppierung, die sich mit mir und meinen Freunden nicht gut verstand. Ständig gab es Rangeleien und Wortgefechte. Irgendwann verhärteten sich die Fronten. Mein Nachteil war, dass ich tagtäglich mit diesen Jungs in einer Klasse sein musste. Und so begannen sie mich am laufenden Band zu beleidigen, auszugrenzen und zu schubsen. Heute würde man das Mobbing nennen.

In der mentalen Reise spürte ich wieder, wie unangenehm und schmerzvoll diese Zeit für mich war. Es war anstrengend, ich fühlte mich hilflos und gestresst. Exakt diese Gefühle schossen erneut durch meinen Körper. Ich erinnerte mich wieder daran, dass die Situation auch einen negativen Einfluss auf meine Lernleistungen hatte. Eine starke Wut baute sich in mir auf. Doch dann kam schon das nächste Erlebnis.

Ich hatte das große Glück meine Berufsausbildung in einem großen Telekommunikationsunternehmen machen zu können. Mein Ausbilder Reinhard war für mich das größte Geschenk. Er war der Antrieb für mich, dass ich mich bereits in jungen Jahren mit Persönlichkeitsentwicklung beschäftigt habe. Während der gesamten Ausbildungszeit hat er uns nicht nur fachlich weitergebracht, sondern vor allem auch persönlich. Er war ein grandioser Coach und hat in jedem seiner Auszubildenden etwas Großes gesehen. Was heute wissenschaftlich belegt ist, wusste ich damals noch nicht. Denn es ist so, dass die Erwartungshaltung eines Vorgesetzten, Coach oder Therapeuten einen großen Einfluss auf die Entwicklung der Mitarbeiter oder Klienten hat. Reinhard hat mir genau gespiegelt, was für Fähigkeiten und Talente er in mir sah. Noch bevor ich es wusste, sah er bereits, dass ich sehr gut mit Menschen umgehen konnte und in der Lage war komplexe Themen sehr einfach zu erklären. Reinhard half mir, mich selbst zu finden und ein starkes Selbstbewusstsein aufzubauen.

Ich saß immer noch auf dem Stuhl im Seminarraum. Meine Augen waren weiterhin geschlossen. Bei dem Gedanken an meine Ausbildung durchflutete mich ein starkes Gefühl von Dankbarkeit und innerer Stärke. Mir wurde wieder klar, warum ich so erfolgreich mit meinen Klienten war. Es gab jedoch weitere Szenen.

Ich erinnerte mich daran, dass ich nach meiner Ausbildung, durch meine Talente und Fähigkeiten, sehr schnell in die Geschäftsführung eines mittelständischen IT-Unternehmens aufstieg. Für mich war das zunächst eine grandiose Chance. Ich hatte dort sehr engen Kundenkontakt und war für einen Auszubildenden verantwortlich. Dennoch stellte ich nach einiger Zeit fest, dass die Philosophie des Inhabers an die Grenzen meiner Werte stieß. Für mich bedeute Verkauf damals schon, dass man sich in die Lage seines Kunden hineinversetzt, ihn versteht und ihm das Produkt aus dem eigenen Portfolio anbietet, was ihm den besten Nutzen bringt. So kombinierte ich Menschenkenntnis mit Einfühlungsvermögen und fachlicher Kompetenz. Meine Kunden liebten das, weil sie sich immer auf mich und mein Wort verlassen konnten. Das sorgte dafür, dass aus Einmalkäufen Stammkunden wurden. Ich war schon immer jemand, der zunächst ein solides Fundament aufbaute, um langfristig erfolgreich zu sein. Anhauen, Umhauen und Wegrennen, war noch nie mein Ding. Leider passte das dem Inhaber des Unternehmens nicht. Auch, wenn ich dort in der Geschäftsführung tätig war, gab es einen Wertekonflikt. Ich verstand mich grundsätzlich sehr gut mit dem Inhaber. Dennoch spaltete sich unsere Beziehung. Er war jemand, dessen oberste Priorität es war, so schnell es ging die größtmögliche Provision zu erhalten. Er gab mir vor, welche Produkte ich verkaufen sollte. Das konnte ich nicht mit mir und meinen Werten vereinbaren. Aus meiner Sicht war das unehrlich und respektlos den Kunden gegenüber. Ich entschied mich kurzerhand meinen Auszubildenden noch solange zu betreuen, bis ich ihn mit gutem Gewissen übergeben konnte und verließ das Unternehmen.

Als mir diese Situation vor meinem geistigen Auge erschien, staute sich in mir wieder dieses Unverständnis an, wie man mit Kunden, die einem vertrauen, so umgehen konnte. Sowas widerstrebte mir zutiefst. Gleichzeitig erlebte ich aber auch zum ersten Mal eine gewisse Dankbarkeit. Denn nur durch dieses Ereignis konnte ich mich weiterentwickeln und die selbstbewusste Entscheidung treffen, dass ich nur noch Dinge tun wollte, von denen ich zu 100 Prozent selbst begeistert und überzeugt war.

Es liefen noch weitere Situationen wie ein Film in mir ab. Viele sehr persönliche und teilweise auch beängstigende Erlebnisse.

Nach circa einer Stunde war die mentale Reise vorbei. Der Seminarleiter sagte: „Ich weiß, dass ihr nun viele Erlebnisse, Gedanken, Gefühle und Emotionen wiederentdeckt habt. Einiges war vielleicht positiv. Vieles davon aber auch negativ. Diese Situationen haben euch geprägt. Es sind Themen, die euch heute immer noch Kraft, Energie und Selbstbewusstsein schenken und rauben können. Dem einen mehr und dem anderen weniger. Wir beginnen jetzt den Feuerlauf und wenn ihr euch genau an die Vorgaben und Abläufe haltet, dann werdet ihr das Wunder der Transformation erleben."

Es ging los. Wir stellten uns auf und marschierten aus dem Gebäude zu einer nahegelegenen großen Wiese. Ich fühlte mich immer noch wie in einem Trancezustand durch die mentale Reise. Mit jedem Schritt wurden die Trommelgeräusche lauter. Wir gingen alle im Gleichtakt. Ich konnte das Feuer und die Kohlen bereits sehen. Männer in feuerfesten Anzügen liefen mit Schubkarren hin und her. Sie legten mehrere Bahnen mit glühenden Kohlen aus. Ich war hoch motiviert und stellte mich an. Die ersten Teilnehmer zogen sich bereits die Schuhe aus und liefen unter Anleitung der Co-Trainer über die glühenden Kohlen. Sie jubelten am Ende, schrien vor Freude und tanzten. Nun war ich an der Reihe. Es war als würde mir links einer ins Ohr flüstern: „Du bist wahnsinnig. Lass das.“ Und rechts eine Stimme: „Gib alles.“ Ich war extrem mit mir selbst konfrontiert und lief los. An den Füßen merkte ich gar nichts, doch die Hitze schlug mir ins Gesicht. Ich fühlte mich, als würden meine Nasenhaare und Augenbrauen abgeflämmt werden. Nach den ersten Metern verschwand jeglicher Gedanke. Ich lief einfach weiter, wie durch einen Tunnel. Am Ende angekommen spürte ich den Unterschied zwischen dem Kohlenteppich und dem leicht feuchten Gras. Ich hatte es geschafft. Es fühlte sich großartig an. Alle seltsamen und störenden Gedanken waren weg.

Nach dem Lauf zog ich mich zunächst etwas zurück und spazierte über die Wiese. Ich war sehr stolz und erinnerte mich, dass der Seminarleiter sagte, dass wir unbedingt mehrmals über die Kohlen laufen sollten. Doch es gab eine Stimme in mir, die mir sagte, dass dieser eine Lauf reichen würde. Sie sprach in mir und sagte: „Es ist einmal gutgegangen. Es reicht.“ Als mir bewusst wurde, was da gerade geschah und wie mein Unterbewusstsein versuchte mich zu steuern, stellte ich mich zum zweiten Lauf an. „Jetzt erst recht“, sagte ich mir. Gleichzeitig spürte ich aber einen großen Widerstand. Er war erstaunlicherweise größer, als beim ersten Mal. Dennoch lief ich einfach über den glühenden Teppich. Ich spürte, wie mental wieder etwas von mir abfiel und stellte mich ein drittes Mal an. Diesmal gab es keine innerlichen Hürden und Hindernisse. Es machte einfach Spaß. Also lief ich erneut über die Kohlen. Ich bemerkte nicht mal mehr die Hitze in meinem Gesicht. Es war fantastisch.

Nach dem dritten Lauf fühlte ich mich so stark und so selbstbewusst, wie noch nie in meinem Leben zuvor. In diesem Moment habe mir geschworen, dass wenn ich irgendwann mit Mitte 90 in meinem Sessel sitze, meine Urenkel auf dem Schoß habe und der innere Film meines gesamten Lebens vor mir abläuft, dann wird es sich grandios anfühlen. Alles wird sinnvoll gewesen sein und ich werde einen großen Fußabdruck auf diesem Planeten hinterlassen haben.

Dieser Feuerlauf war für mich ein sehr intensives Referenzerlebnis, welches mir etwas äußerst Wertvolles gezeigt hat:

„Wenn einmal etwas funktioniert, egal bei wem, dann funktioniert es immer wieder und ist reproduzierbar.“

Nach diesen drei wundervollen Tagen, kam mir der Gedanke, dass ich dieses Erlebnis auch gerne anderen Menschen und Zielgruppen zugänglich machen würde. Deshalb habe ich selbst danach eine Ausbildung zum Feuerlauf-Trainer absolviert. Seitdem erlebe ich immer wieder, wie tiefste mentale Blockaden aus der Kindheit, Kleinheitsgefühle, und negative Prägungen innerhalb von einigen Stunden aufgelöst und transformiert werden und alter Ballast dem Feuer übergeben wird. Sie kommen an ihre Grenzen, gehen weit darüber hinaus und durchbrechen ihre Komfortzone. Dieses unbeschreiblich intensive Erlebnis bleibt im Unterbewusstsein, verknüpft sich mit vielen positiven Erinnerungen und verwandelt Ängste in Selbstbewusstsein. So kann man seine eigene Persönlichkeit erweitern und tut im Anschluss Dinge, von denen man nie geglaubt hätte, dass sie möglich sind.

In diesem Buch soll es jedoch nicht um den Feuerlauf gehen. Dieser ist nur eine von vielen Möglichkeiten, um persönlich zu wachsen. Sie erfahren ganz gezielt, was Selbstbewusstsein tatsächlich ist, wie es entsteht und warum es so wichtig ist. Ich zeige Ihnen, wie Sie den eisernen Willen entwickeln und erfahren, was tatsächlich in Ihnen steckt. Genauso, wie mein Ausbilder Reinhard das damals mit mir gemacht hat.

Im zweiten Teil des Buches erfahren Sie, wie Sie

in fast jeder Lebenslage ein starkes und kraftvolles Selbstbewusstsein an den Tag legen können. Ich zeige Ihnen, wie Schüchternheit, Small-Talk-Hemmungen, Ablehnung, Selbstzweifel, stressige Situationen und Kleinheitsgefühle schon bald der Vergangenheit angehören können. Sie erhalten meine besten Tipps und Tricks, um mehr Vitalität aufzubauen, bei dem ersten Eindruck zu punkten und zu überzeugen, eine Ausstrahlung wie George Clooney zu bekommen, Ihre Körpersprache gezielt einzusetzen, bessere Beziehungen zu führen und im Job ganz oben mitspielen zu können.

Im dritten Teil des Buches erhalten Sie meinen mentalen Methodenkoffer. Ich gebe Ihnen die Anleitungen zu den besten und wirksamsten Techniken, damit Sie sich selbst so umprogrammieren können, wie Sie es für richtig halten. Im gesamten Buch finden Sie eine Fülle an Reflexionsfragen, die Sie für sich beantworten können, damit Sie gleich in die Umsetzung kommen und Ihr Selbstbewusstsein auf ein neues Level heben können. Die Fallbeispiele sind Erfahrungen aus meiner Coaching-Praxis. Aus Gründen der Vertraulichkeit, sind die Namen selbstverständlich abgeändert. Bleiben Sie interessiert und gespannt. Ich bin an Ihrer Seite.

Julian Walden – Der Vitalisierer

Mein Geschenk für Sie

Ein kostenloses Workbook und Audio-Programm zum Downloaden!

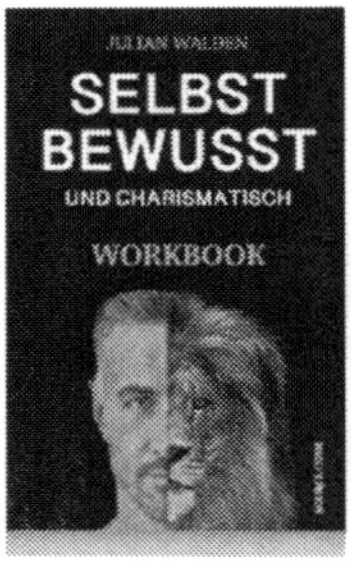

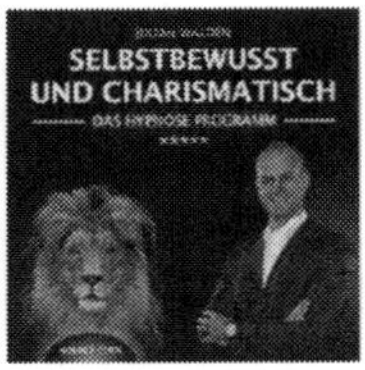

Viele Menschen fragen mich immer wieder, was sie praktisch tun können, um mehr Selbstbewusstsein zu entwickeln. Auf der einen Seite empfehle ich Ihnen dieses Buch hier zu lesen. Als Ergänzung und Vertiefung habe ich ein Workbook und ein Audio-Programm entwickelt Beides können Sie sich jetzt kostenfrei herunterladen. Sie können es zwischen Ihren Leseeinheiten durcharbeiten. Ich bin davon überzeugt, dass es Ihnen helfen wird Ihren persönlichen Selbstbewusstseinsprozess zu beschleunigen.

Sie erhalten das Workbook und das Audio-Programm unter folgendem Link. Bevor Sie nun weiterlesen, laden Sie es sich bitte herunter.

www.der-vitalisierer.de/sbwdownload

Teil 1 – Selbstbewusstsein in der Tiefe verstehen

1.1 Was Selbstbewusstsein wirklich ist

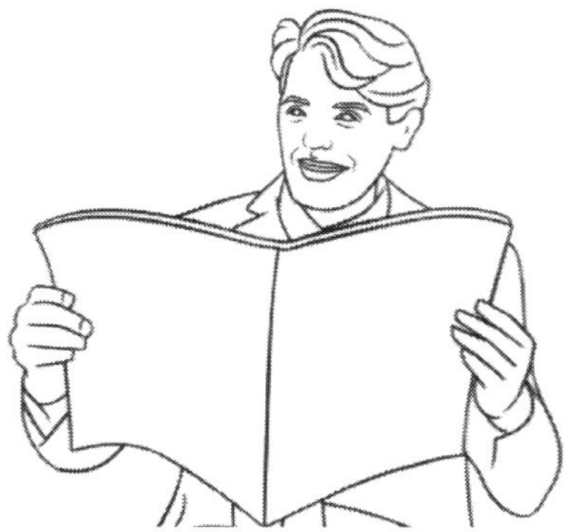

Als ich damals begann mich für die Persönlichkeitsentwicklung zu interessieren, war ein zentraler Baustein mein eigenes Selbstbewusstsein. Ich muss jedoch ehrlich gestehen, dass ich zu Beginn gar nicht wusste, was das überhaupt ist. Ich hatte immer dieses innere Bild von großen aufrecht gehenden Menschen, mit einer tiefen Stimme und einer gehörigen Portion Autorität. Den Begriff Selbstbewusstsein hatte ich schon zigmal gehört. Dennoch verstand ich erst viel später, was dieser wirklich bedeutete.

Das Selbstbewusstsein bestimmt den Grad darüber, wie viel man über sich selbst weiß und wie bewusst man sich diesem Wissen im täglichen Leben ist. Oft werden nur die positiven Eigenschaften damit in Verbindung gebracht. Aus meiner Sicht ist das eine falsche Betrachtungsweise und somit nicht die ganze Wahrheit.

Stellen Sie sich mal einen Redner vor. Er steht auf einer Bühne und begeistert ein Publikum von mehreren hundert Menschen. Alle kleben ihm an den Lippen, sind motiviert und lassen sich emotional mitreißen. Man würde von ihm in aller Regel behaupten, dass er ein starkes Selbstbewusstsein hat. Das bringt sein bewundernswerter Auftritt bereits mit sich. Was ist aber, wenn dieser Mensch auch Schwächen hat? Vielleicht hat er Angst mit dem Auto zu fahren. Oder er traut sich nicht anderen Menschen unter vier Augen ins Gesicht zu sagen, was er gerade denkt. Ist er dann auf einmal nicht mehr selbstbewusst?

Fakt ist, dass jeder Mensch Stärken und Schwächen hat. Das ist auch gut so. Niemand sollte den Anspruch an sich haben, alles zu können. Weder ist das möglich, noch ist das sinnvoll. Selbst wenn jemand sehr viele Schwächen hat und im Leben eher erfolglos ist, bedeutet das nicht automatisch, dass es ihm an Selbstbewusstsein fehlt. Die Frage ist, ob er

Kenntnis darüber hat und es ihm bewusst ist.

Wenn jemand unter Höhenangst leidet, sich dessen aber in vollem Umfang bewusst ist, gehört das bereits zum Selbstbewusstsein. Dann kommt es noch darauf an in welcher Tiefe er dem gegenübertritt. Was denkt er? Was befürchtet er? Welche Gefühle treten auf? Welche körperlichen Symptome sind wahrnehmbar? Welches Verhaltensmuster ist die Reaktion auf die Höhenangst? Ist man sich all dem bewusst, kann man trotz der situativen Einschränkung durch die Angst, vollkommen selbstbewusst sein. Genauso kann jemand, der absolut souverän und sicher ist, sich seinem Verhalten nicht bewusst sein.

Andreas war 42 Jahre jung und im mittleren Management eines Industrieunternehmens. Immer wenn er einen Raum betrat und anfing zu reden, veränderte sich sofort die Energie seiner Mitmenschen. Es konnte noch so stürmisch und unkoordiniert zugehen. Sobald er dabei war, stellten sich alle auf seine ruhige und besonnene Stimmung ein. Er war ein Phänomen, war sich dessen aber lange Zeit nicht bewusst. Für ihn galt es als selbstverständlich. Schließlich kannte er es nicht anders. Seine Partner, Mitarbeiter und Freunde haben ihm häufig mitgeteilt, welche positive Wirkung er auf sie hatte. Andreas fühlte sich geschmeichelt, konnte es aber nicht für sich annehmen. Eines Tages machte er eine bahnbrechende Beobachtung. Er sah, wie seine Teampartner im Meetingraum kreuz und quer durcheinander redeten. Man konnte kaum ein Wort verstehen. Es war das reinste Chaos. Niemand bekam mit, dass Andreas bereits in der Tür stand. Er ging weitere Schritte in den Raum. Auf einmal wurde es ruhiger. Dann setzte er sich hin und sagte: „Lasst Euch von mir nicht beirren.“ Die Schwingung veränderte sich und auf einmal gab es ohne Absprache eine Struktur. Die Teampartner redeten nacheinander in einem viel ruhigeren Ton. Andreas war verwundert und begann von diesem Zeitpunkt an zu beobachten, welche Wirkung er mit seiner Ausstrahlung auf andere hatte. Somit bekam er mehr Bewusstsein für seine Fähigkeit und setzte sie gezielter ein.

Genau darum geht es. Wer selbstbewusst ist, achtet auf seine Stärken, erkennt seine Schwächen und macht sich seine individuellen Eigenschaften ständig bewusst. Kurz gesagt:

„Selbstbewusste Menschen kennen die eigenen Fähigkeiten, Stärken, Schwächen, Eigenarten und Macken auf sämtlichen Wahrnehmungsebenen.“

In meinem beruflichen Alltag begegnet es mir häufig, dass Menschen die Begriffe Selbstbewusstsein und Selbstvertrauen fälschlicherweise miteinander vertauschen oder sie gleichermaßen verwenden. Ich halte es in einem Selbstbewusstseinsprozess für wichtig, die vielen kleinen Facetten zu kennen und zu unterscheiden. Selbst wenn die beiden Begrifflichkeiten eng miteinander zusammenhängen, haben sie eine unterschiedliche Bedeutung. Was das Selbstbewusstsein ist, dass wissen Sie bereits.

Das Selbstvertrauen hingegen ist das Vertrauen in die eigenen Talente, Kräfte und Fähigkeiten. Es wird aktiv, wenn wir auf bevorstehende Ereignisse blicken und einschätzen müssen, ob wir in der Lage sind diese zu bewältigen. Das eigene Unterbewusstsein gleicht die Situation mit bereits gemachten Referenzerlebnissen ab. Daraufhin bekommt unser Gehirn ein Signal und wir nehmen eine Einschätzung vor, ob wir die erforderlichen Fähigkeiten haben oder sie entwickeln können. Entweder ist das Vertrauen dann sehr hoch oder gering. Auch wenn das wie eine mathematische Formel klingt, ist es die gelebte Praxis des Selbstvertrauens. Einige sind sich dessen bewusst. Viele aber auch nicht.

Reflexionsfragen:

In welchen Situationen wünsche ich mir mehr Selbstbewusstsein?

In welchen Situationen wünsche ich mir mehr Selbstvertrauen?

1.2 Warum das Selbstbewusstsein so wichtig ist

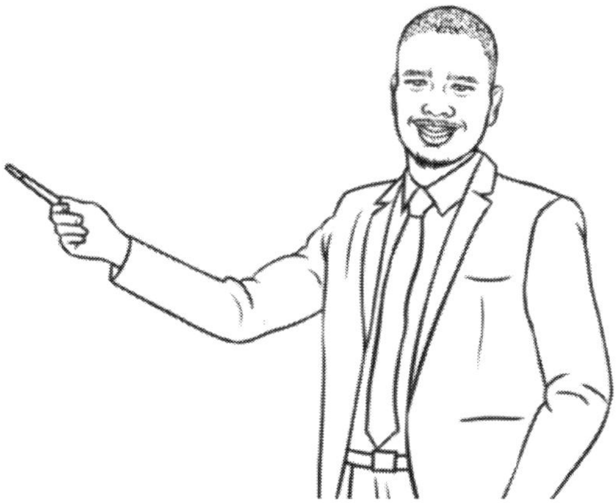

Susanne, eine meiner früheren Klientinnen, kam zu mir, weil sie sich absolut unwohl fühlte. Sie war übergewichtig, hat sich in ihrem Job geduckt und gemacht, was andere von ihr erwarteten. Dabei stellte sie ihre eigenen Bedürfnisse immer hinten an. Während unserer Zusammenarbeit gelang es ihr, 27 Kilo abzunehmen. Das wiederum löste eine Kettenreaktion in ihrem Wohlbefinden aus. Sie wurde fröhlicher, offener und steigerte ihr Selbstwertgefühl. Ihre Kollegen und Kolleginnen auf der Arbeit waren aus dem Häuschen und sprachen ihr einen großen Respekt für diese Veränderung aus. Sie bekam in der

Firma einen ganz anderen Stellenwert und wurde sogar kurze Zeit später befördert. Das alles war ihr nur möglich, weil sie ihr Selbstbewusstsein steigerte. Sie erkannte, dass ihr Übergewicht sehr viel Energie von ihr abverlangte und sie dadurch nicht so leistungsfähig sein konnte. Durch die mangelnde Vitalität traute sie sich selbst weniger zu und fühlte sich anderen gegenüber unterlegen. Der Beginn ihrer Verwandlung war das höhere Selbstbewusstsein.

Wie Sie sehen, hängt das Selbstbewusstsein oft sehr eng mit der Lebensqualität zusammen. Je höher es ist, desto klarere und entschlossenere Entscheidungen können wir treffen. Schließlich bewegt es uns zu zielbewussterem Handeln. Je besser Ihnen das in allen Lebensbereichen gelingt, desto glücklicher und erfolgreicher können auch sie sein.

Doch aufgepasst! Viele Menschen glauben, dass man mit einem hohen Selbstbewusstsein weniger Probleme hat. Das ist ein Trugschluss. Dadurch, dass man sich seinen Stärken und Schwächen bewusst ist, verschwinden Hürden und Hindernisse nicht einfach. Sie können dafür schneller überwunden und einfacher gelöst werden. Das Schöne dabei ist, dass man selbstbewusstes Verhalten trainieren kann. Es ist wie bei einer Sportart. Je öfter sie diese mit Leidenschaft ausführen, desto besser werden Sie. Wie das funktioniert, erfahren Sie im Verlauf dieses Buches.

Reflexionsfragen:

In welchen Bereichen wünsche ich mir mehr Lebensqualität?

In welchen dieser Bereiche brauche ich dafür ein höheres Selbstbewusstsein?

1.3 Warum jeder Typ ein anderes Selbstbewusstsein hat

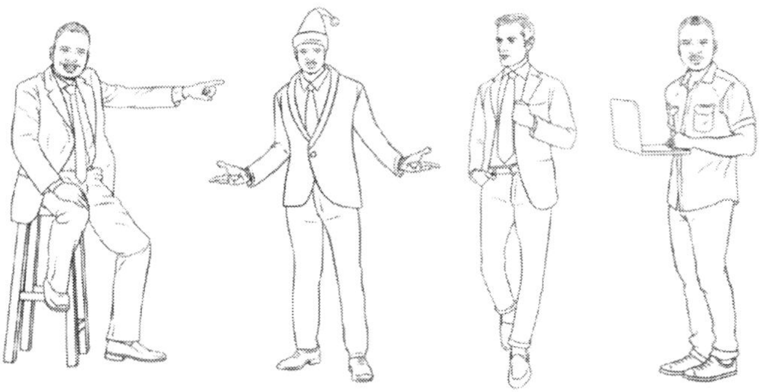

Wer sich mit Persönlichkeitsentwicklung beschäftigt, kommt irgendwann an den Punkt, sich auch mit Persönlichkeitsanalysen auseinanderzusetzen. Dabei handelt es sich um ein sehr spannendes Feld, da man viel über sich selbst, aber auch über andere Menschen in Erfahrung bringen kann.

Es gibt in der Persönlichkeitspsychologie verschiedene Modelle, die einem die Arbeit erleichtern. Dabei sollte man sich jedoch bewusst sein, dass es sich nur um Konstrukte handelt, die eine Einschätzung einfacher macht. Ich persönlich bin kein Freund davon jemanden in ein Muster zu pressen oder in eine Schublade zu stecken und dann zu behaupten: „Der ist und bleibt für immer so.“ Es ist mehr eine Statuseinschätzung, denn jeder Mensch ist wandelbar. Jemand, der sehr in sich gekehrt ist, kann genauso gut extrovertiert werden, aber auch umgekehrt. Nichts ist in Stein gemeißelt, außer wir wollen es so.

Robert war in seiner Kindheit ein wahrer Rebell. Von Erwachsenen ließ er sich nichts sagen und von gleichaltrigen Kameraden schon gar nicht. Wenn etwas verboten war, dann war er stets der Erste, der darüber nachdachte die Regeln zu brechen. Seine Eltern hatten allerhand mit ihm zu tun. Sie mussten ständig in der Schule vorsprechen und ausbügeln, was er verbockte. Im Laufe der Jahre erkannte Robert, dass er zunehmend unglücklicher wurde, da er ständig aneckte und dadurch nur wenige Freunde hatte. So begann er sich mit seiner Persönlichkeit auseinanderzusetzen. Dadurch wurde ihm klar, dass er etwas verändern wollte. Er traf die Entscheidung, zu einer ruhigeren Persönlichkeit zu werden. Im jungen Erwachsenenalter begann er zu meditieren und seine Gefühle besser unter Kontrolle zu halten. Heute, als Erwachsener ist er jemand, der sehr schwer aus der Ruhe zu bringen ist. Er drängt sich nur in den Mittelpunkt, wenn er damit einen positiven Beitrag leisten kann. Sein Umfeld schätzt seine souveräne, verlässliche und besonnene Art.

Jeder Mensch hat das Potential alles in seinem Leben zu wandeln. Selbstverständlich ist es einfacher, in seiner Komfortzone zu bleiben. Doch wenn man sich unwohl fühlt, macht es Sinn seine Gewohnheiten oder seine Einstellung zu ändern.

Dennoch können Persönlichkeitsanalysen helfen, den Status Quo eines Menschen herauszufinden. Eines der einfachsten und wohl bekanntesten Werkzeuge ist das DISG-Modell. Es stammt von Moulton Marston, einem amerikanischen Psychologen, den ich für seine Arbeit sehr schätze. Die einzelnen Buchstaben D, I, S, und G stehen je für einen Persönlichkeitstyp. Im Folgenden gehen wir die Typen einmal gemeinsam durch. Sie erhalten eine kurze Beschreibung in Verbindung mit meiner persönlichen Ergänzung, in Bezug auf das Selbstbewusstsein. Dabei unterscheide ich die Typen mit starkem und schwachem Selbstbewusstsein. Somit entstehen folgende acht Persönlichkeitstypen:

Dominant mit starkem Selbstbewusstsein

Dominante Typen mit starkem Selbstbewusstsein sind Menschen, die Herausforderungen lieben, gerne in Aktion treten und ihren Fokus auf klare Ergebnisse richten. Sie stehen gerne im Mittelpunkt, wenn sie dadurch etwas bewegen können und haben eine hohe Umsetzungs- oder Koordinierungsgeschwindigkeit. Dabei haben Sie aber auch genügend Respekt vor der Meinung anderer, auch wenn sie manchmal sehr forsch wirken.

Dominant mit schwachem Selbstbewusstsein

Dieser Typ ist zwar sehr dominant, jedoch ständig im Verteidigungsmodus. Er kann Kritik nur sehr schwer annehmen und gibt oft anderen die Schuld. Dominante Menschen mit einem schwachen Selbstbewusstsein lassen andere häufiger nicht ausreden und versuchen alles so zu drehen und zu lenken, dass man sie nicht kritisieren kann. Ansonsten werden sie sehr cholerisch.

Initiativ mit starkem Selbstbewusstsein

Dieser Typ zeichnet sich durch eine hohe Begeisterungsfähigkeit aus, ist sehr gesellig, unterhaltsam und äußerst charmant. Seine Körpersprache ist ausdrucksstark und offenherzig. Er ist in der Lage andere Menschen zu motivieren und zum positiven Denken zu bewegen.

Initiativ mit schwachem Selbstbewusstsein

Wenn initiative Menschen ein schwaches Selbstbewusstsein besitzen, dann sind sie ebenso lebhaft, offen und ausgelassen. Der Unterschied liegt jedoch darin, dass sie das tun, um ihren eigenen Selbstwert aufrecht zu erhalten. Es ist für sie wie eine Droge sich in den Mittelpunkt zu drängen und zu agieren. Andernfalls würden sie sich klein und wertlos fühlen.

Stetig mit starkem Selbstbewusstsein

Stetige Typen sind sehr ausgeglichen, geduldig und bescheiden. Mit einem starken Selbstbewusstsein erlebt man diesen Typ als ruhig, gelassen und völlig entspannt. Sie lassen sich kaum aus der Ruhe bringen und sind sehr besonnen. Ihre Vorliebe ist es, dass sich Dinge langsam, aber stetig entwickeln. Sie sind der ausgleichende Ruhepol unter den Persönlichkeiten.

Stetig mit schwachem Selbstbewusstsein

Stetige Menschen mit einem schwachen Selbstbewusstsein haben ebenfalls diese Ruhe. Sie gelten auch als harmonisch, geduldig und bescheiden. Der Unterschied zu den Selbstbewussten ist jedoch, dass sie versuchen, die Harmonie aufrecht zu erhalten, um keinen Ärger zu machen. Sie kompensieren damit ihr eigenes Stresslevel und lassen daher lieber anderen Menschen den Vortritt.

Gewissenhaft mit starkem Selbstbewusstsein

Die selbstbewussten und gewissenhaften Typen gelten als sehr analytisch, reserviert, planerisch, präzise und systematisch. Sie sind häufig sehr zurückgezogen. Jedoch nicht, weil sie jemandem aus dem Weg gehen möchten, sondern damit sie konzentriert bleiben. Sie lassen sich selten von Emotionen lenken, da sie ihren Fokus auf Zahlen, Daten und Fakten legen.

Gewissenhaft mit schwachem Selbstbewusstsein

Wenn gewissenhafte Menschen ein schwaches Selbstbewusstsein haben, dann schützen sie sich in der Regel durch Zahlen, Daten, Fakten und mit ihrer Zurückgezogenheit. Sie empfinden Gefühle und Emotionen eher als belastend und versuchen sie durch ihr Verhalten zu unterdrücken. Langfristig sind sie damit jedoch oft sehr unglücklich.

Neben der Unterscheidung nach dem DISG-Modell gibt es noch zwei weitere wichtige Merkmale. Klassischerweise glauben viele, dass extrovertierte Menschen sehr selbstbewusst sind. Sie stehen gerne im Mittelpunkt und trauen sich auch Dinge zu sagen, die andere lieber für sich behalten. Pauschal kann ich dieser Behauptung jedoch nicht zustimmen. Denn es gibt auch diejenigen, die nach außen gerichtet sind, damit aber ihr Selbstwertgefühl anheben. Sie machen das nicht auf Grundlage ihrer Werte, sondern, weil sie sich sonst klein fühlen würden. Menschen, die extrovertiert und Selbstbewusst sind, wollen die Welt verbessern und stellen sich nur zu diesem Zweck in den Mittelpunkt. Wenn sie nichts beizutragen haben, gehen sie auch voller Respekt einen Schritt zurück und lassen anderen den Vortritt, ohne in eine Anerkennungskrise zu fallen.

Im Volksmund geht man davon aus, dass introvertierten Menschen eher weniger Selbstbewusstsein haben. Auch das ist nicht richtig. Es gibt sehr selbstbewusste Menschen, die gleichzeitig introvertiert sind. Eckard Tolle, ein sehr bekannter Bewusstseinsforscher, ist zum Beispiel so jemand. Diese Persönlichkeitstypen wissen, dass ihre größte Stärke nicht darin liegt immer im Rampenlicht zu stehen. Sie mögen sich entweder so, wie sie sind oder erkennen alle Möglichkeiten, um sich weiterzuentwickeln. Das hebt wiederum ihr Selbstbewusstsein und Selbstvertrauen an.

Reflexionsfragen:

Welcher Selbstbewusstseinstyp war ich als Kind?

Dominant mit starkem Selbstbewusstsein	❑
Dominant mit schwachem Selbstbewusstsein	❑
Initiativ mit starkem Selbstbewusstsein	❑
Initiativ mit schwachem Selbstbewusstsein	❑
Stetig mit starkem Selbstbewusstsein	❑
Stetig mit schwachem Selbstbewusstsein	❑
Gewissenhaft mit starkem Selbstbewusstsein	❑
Gewissenhaft mit schwachem Selbstbewusstsein	❑

Welcher Selbstbewusstseinstyp bin ich aktuell selbst?

Dominant mit starkem Selbstbewusstsein	❑
Dominant mit schwachem Selbstbewusstsein	❑
Initiativ mit starkem Selbstbewusstsein	❑
Initiativ mit schwachem Selbstbewusstsein	❑
Stetig mit starkem Selbstbewusstsein	❑
Stetig mit schwachem Selbstbewusstsein	❑
Gewissenhaft mit starkem Selbstbewusstsein	❑
Gewissenhaft mit schwachem Selbstbewusstsein	❑

Welcher Selbstbewusstseinstyp wäre ich gerne?

Dominant mit starkem Selbstbewusstsein ❑

Dominant mit schwachem Selbstbewusstsein ❑

Initiativ mit starkem Selbstbewusstsein ❑

Initiativ mit schwachem Selbstbewusstsein ❑

Stetig mit starkem Selbstbewusstsein ❑

Stetig mit schwachem Selbstbewusstsein ❑

Gewissenhaft mit starkem Selbstbewusstsein ❑

Gewissenhaft mit schwachem Selbstbewusstsein ❑

Was glaube ich dafür tun zu müssen, um der Selbstbewusstseinstyp zu werden, der ich sein möchte?

____

____

____

____

____

____

Sollten Sie eine detailliertere Analyse Ihres Persönlichkeitstyps, Ihrer Stärken und Schwächen, Ihrer wichtigsten Motivatoren und Ihres Emotionalen Intelligenzgrads haben wollen, empfehle ich Ihnen Insights MDI ®. Unter folgendem Link erfahren Sie mehr darüber.

https://www.der-vitalisierer.de/insights-mdi

1.4 Der eiserne Wille

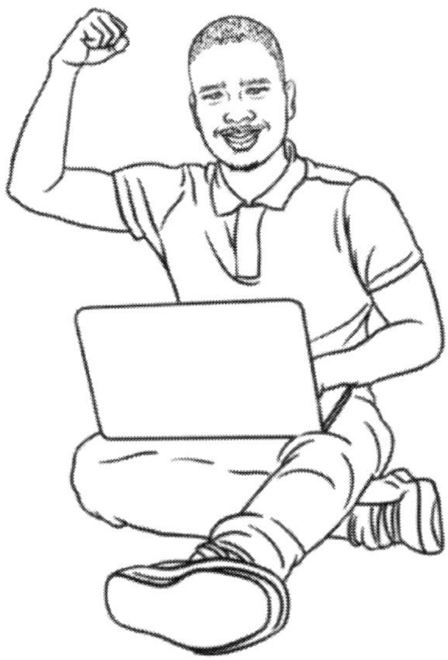

Wenn man ein schwächeres Selbstbewusstsein hat und im Alltag darunter leidet, wünscht man sich oft eine Möglichkeit, seine Gefühlswelt schnell zu verändern. Leider gibt es aber keinen Schalter, mit dem man mal eben sein Selbstbewusstsein steigern kann. Die wichtigste Komponente ist die persönliche Einstellung. Man muss sich selbst überprüfen und hinterfragen, ob man bereit ist, alles dafür zu tun, damit sich etwas ändert. Denn dann gibt es unzählige Möglichkeiten. Wer hingegen in eine Opferrolle hineinschlüpft und seinen Status

Quo als Maßstab für die Zukunft nimmt, wird sicherlich nichts ändern.

Menschen, die Ihr schwächeres Selbstbewusstsein in ein stärkeres verändern möchten, fragen sich häufig, wie es ihnen trotz ihrer Schwäche gelingen kann, mehr Willenskraft für Ihre Ziele zu erlangen. Sie müssen wissen, dass es zwischen dem Selbstbewusstsein und dem Willen keinen direkten Zusammenhang gibt. Es sind zwei Parameter, die man unabhängig voneinander ansteuern kann.

Michael war Vertriebsmitarbeiter in einem Industrieunternehmen. Seine Aufgabe war es Kundenanfragen zu bearbeiten und Angebote zu erstellen. Durch sein technisches Geschick und seine Fachkompetenz hat ihn sein Chef nach kurzer Zeit befördert. Sein neues Aufgabengebiet war es ab diesem Zeitpunkt, neue Kunden zu akquirieren. Michael stieß ordentlich an seine Grenzen. Er war zwar ein begnadeter Techniker und konnte komplexe Sachverhalte einfach wiedergeben. Doch auf fremde Unternehmen und Menschen zuzugehen, war nicht seine Stärke. Dafür hielt er sich viel zu introvertiert. Dennoch sagte er der Beförderung zu, da er seinen Chef nicht enttäuschen wollte. Dadurch saß er in einer Zwickmühle und kam zu mir ins Coaching. Eigentlich traute er sich den Job nicht zu, doch er entschloss sich, alles dafür zu tun, dass er seine Fähigkeiten zumindest soweit entwickelt, dass sein Chef weiterhin zufrieden mit ihm sein konnte. Bereits nach zwei Sitzungen war es uns gelungen die dafür verantwortlichen mentalen Programme aufzulösen und zu wandeln. Schließlich bemerkte er, dass es ihm von Tag zu Tag leichter viel, auf andere Menschen zuzugehen. Nach bereits sechs Monaten, war er der umsatzstärkste Verkäufer des Unternehmens.

Wie Sie in dem Beispiel von Michael sehen können, war ihm lange Zeit nicht bewusst, dass er ein verborgenes Talent hatte. Auch als er sich entschloss, sich weiterzubilden, war ihm das nicht klar. Doch die Entscheidung und der Wille, seinen Job gut zu machen, hat es ihm ermöglicht, sich selbst noch besser kennenzulernen. Übrigens steigerte er sein Einkommen um fast neunzig Prozent.

Es gibt also keine kausale Abhängigkeit zwischen dem Selbstbewusstsein und dem Willen. Wenn Sie etwas wirklich wollen, dann spielt es keine Rolle, ob Sie bereits kurz vor dem Ziel stehen oder noch ganz am Anfang sind. Die Kraft entsteht durch den Willen, die Entscheidung und die Entschlossenheit, mit der Sie an eine Sache herangehen. Wer jedoch lieber in seiner Komfortzone bleibt, wird eine solche Transformation kaum erleben.

Ganz gleich, wobei Sie Ihr Selbstbewusstsein

heute noch einschränkt, sollten Sie sich einfach die Frage stellen, ob Sie bereit sind jede Hürde zu nehmen und den Weg zu gehen, den es erfordert. Ich erlebe immer wieder Menschen, die Wünsche, Träume und Ziele haben. Das traurige dabei ist, dass es meistens bei diesen Gedanken bleibt. Sie glauben nicht, dass es wirklich wahr werden könnte. Oder Sie warten auf ein Wunder. Fakt ist, dass nur ein kleiner Anteil bereit ist, den erforderlichen Weg tatsächlich zu gehen. Was wir bei erfolgreichen Menschen als Resultat sehen, ist nie das, wie diese Menschen einmal begonnen haben. Jeder meiner selbstständigen Klienten bestätigt, dass Erfolg die Summe vieler Entscheidung und dem „immer wieder Aufstehen" nach Rückschlägen ist.

Wenn Sie also aktuell noch nicht dort sind, wo Sie eines Tages sein wollen, dann machen Sie sich selbst bewusst, dass jeder noch so erfolgreiche Mensch irgendwann einmal ein Beginner war. Glauben Sie, dass es einfach war, als ich mich selbständig gemacht habe? Ganz im Gegenteil. Ich hatte die Idee von Freiheit, von kontinuierlichen Einnahmen, schönen Urlauben und großen Erfolgen. In Wirklichkeit habe ich manchmal Nächte lang vor dem Computer gesessen und mir zu Beginn den Kopf darüber zerbrochen, wo ich die nächsten Kunden herbekomme. Ich kam sogar an den Punkt, an dem meine Gesundheit darunter litt. Nur durch die ständige Arbeit an mir und meinem Bewusstsein, war es mir möglich den Weg weiterzugehen und sämtliche Stolpersteine aus dem Weg zu räumen, sodass ich meinen Wünschen, Träumen und Zielen immer ein Stück nähergekommen bin.

Selbst wenn Sie ein noch nicht sehr ausgeprägtes Selbstbewusstsein haben, können Sie alles erreichen. Der Wille, die Entscheidung und Ihre Entschlossenheit sind davon nicht abhängig. Und glauben Sie mir es gibt genügend Menschen, die weitaus weniger Fähigkeiten haben, als Sie und bereits mehr erreicht haben. Sie haben sich in der Regel mit eisernem Willen für Ihre Zielerreichung entschieden.

Reflexionsfragen:

Welche Wünsche, Träume und Ziele habe ich?

____

____

____

____

____

Welche Fähigkeiten muss ich dafür noch aufbauen, damit es mir gelingt?

____

____

____

____

Welche Hürden können mir auf dem Weg begegnen? Bin ich bereit diese Hürden zu nehmen und mit eisernem Willen meine Ziele zu verwirklichen?

Von welchen Menschen habe ich schon mal gehört, die weniger Fähigkeiten haben als ich, aber bereits mehr erreicht haben?

1.5 Ihr persönlicher Selbstbewusstseinstest

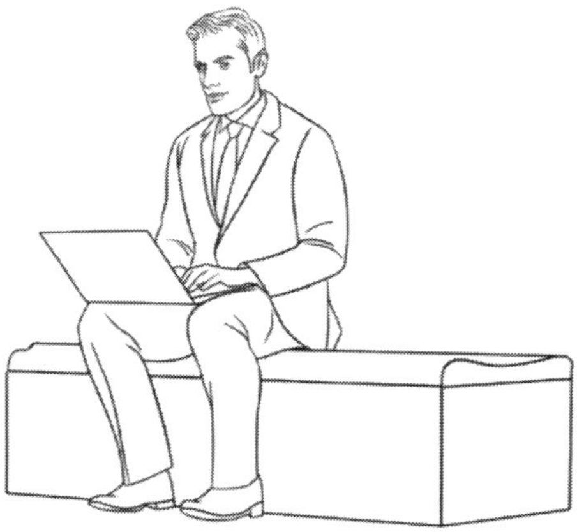

Jetzt haben Sie die Möglichkeit, sich selbst zu testen. Wie groß ist Ihr Selbstbewusstsein aktuell? Der von mir entwickelte Selbst-Test besteht aus 30 Fragen. Beantworten Sie diese bitte so ehrlich wie möglich und zählen ihre Punkte am Ende zusammen. Im Anschluss erhalten Sie Ihre Auswertung. Dieser Test dient dazu eine erste oder weiterführende Einschätzung zu Ihrem Selbstbewusstsein zu bekommen. Lesen Sie bitte erst weiter, wenn Sie diesen Selbst-Test absolviert haben und führen ihn ggf. zu einem späteren Zeitpunkt erneut durch, um Ihre Entwicklung beobachten zu können.

	0 nie	1 selten	2 öfter	3 häufig	4 sehr häufig	5 immer
1. Ich übernehme die volle Verantwortung für mich und mein Leben.						
2. Ich kann problemlos auf andere Menschen zugehen.						
3. Ich kann angstfrei Präsentationen halten.						
4. Es fällt mir leicht, meine Meinung zu äußern.						
5. Ich fühle mich innerhalb sozialer Kontakte sehr wohl.						
6. Ich kann den Augenkontakt zu anderen Menschen sehr gut aushalten.						
7. In einer Runde habe ich immer etwas zu erzählen.						
8. Wenn mir etwas nicht passt, dann spreche ich es an.						
9. Ich probiere gerne neue Dinge aus.						
10. Ich erreiche meine Ziele, durch meine Beharrlichkeit.						

	0 nie	1 selten	2 öfter	3 häufig	4 sehr häufig	5 immer
11. Ich kann ohne nervös zu werden vor anderen reden.						
12. Ich mag Wertschätzung von anderen, brauche sie aber nicht.						
13. Ich kann sehr gut verhandeln.						
14. Ich kann andere Menschen respektvoll kritisieren.						
15. Ich weiß, wer ich wirklich bin.						
16. Ich bin mit mir und meinem Körper zufrieden.						
17. Auch in Schwierigen Situationen kann ich Ruhe bewahren.						
18. Ich kann gut im Mittelpunkt stehen, wenn es der Sache dient.						
19. Bei Widerständen kann ich mich sehr gut behaupten und meinen Standpunkt klar vertreten.						

	0 nie	1 selten	2 öfter	3 häufig	4 sehr häufig	5 immer
20. Ich habe ein großes Vertrauen in mich selbst.						
21. Ich glaube ein starkes Selbst-bewusstsein zu haben.						
22. Ich nehme Kritik nicht persönlich.						
23. Ich kenne meine Stärken und weiß sie für meine Ziele einzusetzen.						
24. Ich kenne meine Schwächen und erlerne neue Fähigkeiten, wenn es erforderlich ist.						
25. Ich habe eine absolute Klarheit darüber, was ich in meinem Leben will.						
26. Ich gehe bei meinen Zielen pro-aktiv vor und bin dabei lösungsorientiert.						
27. Ich kann meinen Willen respektvoll durchsetzen.						
28. Ich kann mit mir alleine glücklich sein.						

	0 nie	1 selten	2 öfter	3 häufig	4 sehr häufig	5 immer
29. Ich gebe anderen Menschen den Raum sich selbstbewusst und individuell entfalten zu können.						
30. Ich meide Menschen, die mir nicht guttun, kann aber auch mit ihnen zusammenarbeiten, wenn es erforderlich ist.						

Meine Gesamtpunktzahl: ______

Auswertung

0 – 50 Punkte

Sie stehen in Ihrer Selbstbewusstseinsentwicklung noch ganz am Anfang. Es kann sein, dass Sie sich in Ihrer Vergangenheit noch zu wenig mit dem Thema beschäftigt haben. Möglich ist es aber auch, dass Sie prägende Erlebnisse durchgemachten, die Sie stark zurückgeworfen haben. Was auch immer die Hintergründe sind, ist erstmal gar nicht so zentral. Denn es ist nur der Punkt, an dem Sie jetzt stehen. Dennoch sollten Sie wissen, dass Sie in diesem Zustand nur schwer ein glückliches und zufriedenes Leben führen können. Je länger Sie nichts verändern, desto mehr gewöhnen Sie sich daran. Daher ist meine Empfehlung, mit der Selbstbewusstseinsstärkung direkt zu beginnen. Wenn Sie es sich alleine nicht zutrauen, dann holen Sie sich Hilfe. Auch das ist keine Schande. In vielen Fällen kann ein Coaching bahnbrechende Ergebnisse erzielen.

51 – 90 Punkte

Wenn Sie sich in diesem Punktebereich befinden, kann es sein, dass Sie sich in einer Art Hamsterrad befinden. Ihr Selbstbewusstsein ist noch verhältnismäßig niedrig. Oft fehlt es an der nötigen, Zeit, Disziplin oder Konzentration, um etwas zu verändern. Lassen Sie sich jedoch die Chance nicht entgehen, in den Genuss eines stärkeren Selbstbewusstseins zu kommen. Es gibt viele Techniken, Methoden und Übungen, die Sie einstudieren und trainieren können. Viele werden Sie in diesem Buch finden. Sie werden Ihnen helfen, Ihr Selbstbewusstsein zu stärken. Sie müssen nur dranbleiben. Scheuen Sie sich nicht davor den Rat eines Experten hinzuzuziehen.

91 – 119 Punkte

Ihr Selbstbewusstsein schwankt, befindet sich jedoch im guten mittleren Bereich. Manchmal erleben Sie schwierige Phasen. Oft wissen Sie sich selbst zu helfen. Es kann sehr hilfreich für Sie sein, sich genau die Fragen anzusehen, bei denen Sie sich 0, 1 oder 2 Punkte gegeben haben, um dafür geeignetere Wege zu finden. Gehen Sie dann systematisch weiter vor und suchen nach besseren Möglichkeiten für die Bereiche, bei denen Sie sich 3 Punkte gegeben haben. Es wird Ihnen vielleicht helfen, wenn Sie noch achtsamer werden und stärker auf die Signale von Körper, Geist und Seele schauen. Mit ein paar mentalen Übungen und dem richtigen Wissen über das Selbstvertrauen, können Sie Ihre Lebensqualität und Ihren Erfolg auf ein noch höheres Niveau bringen.

ab 120 Punkte

Sie führen ein sehr ausbalanciertes Leben und haben scheinbar ein starkes Selbstbewusstsein. Sie lassen sich nicht vom Leben herumschubsen, wissen wer Sie sind und was Sie erreichen möchten. Auch wenn sich Ihnen Hindernisse in den Weg stellen, stehen Sie mit beiden Beinen auf dem Boden und sind fast jeder Situation gewachsen. Selbst schwierigen

Momenten sind Sie nicht hilflos ausgeliefert, sondern finden selbständig Ihren Weg damit umzugehen. Sie sind achtsam und ein Vorbild für andere Menschen. Seien Sie dankbar dafür und pflegen Sie diesen Zustand. Sollten Sie dennoch in einigen wenigen Bereichen den Wunsch nach mehr Selbstbewusstsein haben, dann wird Ihnen auch das im Handumdrehen gelingen.

Reflexionsfragen:

Welche Erkenntnisse habe ich aus diesem Selbst-Test gewinnen können?

In welchen Bereichen sollte ich mein Selbstbewusstsein noch weiter ausbauen?

Welcher Bereich ist mir davon am wichtigsten?

1.6 Wie ein starkes Selbstbewusstsein durch äußere Einflüsse entsteht

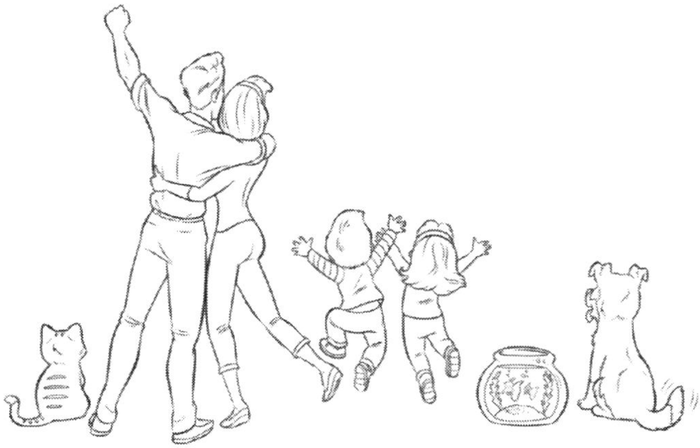

Mittlerweile wissen Sie, was Selbstbewusstsein wirklich ist, welche Typen es gibt und warum der eiserne Wille eine so große Rolle spielt. Zudem kennen Sie durch den Selbst-Test Ihren aktuellen Status Quo. Auch, wenn Sie nun vielleicht einige Erkenntnisse gesammelt haben, hilft Ihnen das noch nicht, sich kontinuierlich weiterzuentwickeln. Daher ist jetzt der richtige Zeitpunkt, um sich damit auseinanderzusetzen, wie ein starkes Selbstbewusstsein grundsätzlich entsteht und welchen Einfluss Sie persönlich darauf haben. Dabei müssen wir äußere und innere Einflüsse unterscheiden. Es gibt Faktoren, auf die haben Sie weniger Einfluss, da sie von anderen Menschen abhängig sind. Auf vieles können Sie aber einwirken und darauf sollten Sie sich fokussieren. Zunächst schauen wir uns jedoch die drei wichtigsten äußeren Einflüsse einmal genauer an.

Das Umfeld

Jim Rohn, ein amerikanischer Unternehmer und Motivationstrainer, hat einmal gesagt, dass wir die Summe aus den fünf Menschen sind, mit denen wir uns die meiste Zeit umgeben. Auch, wenn seine Aussage wissenschaftlich vielleicht nicht ganz exakt ist, steckt sehr viel Wahrheit in ihr. Was viele nicht wissen ist, dass wir Menschen nicht anhand dessen lernen, was man uns sagt, sondern durch Imitation. Das liegt daran, dass wir sogenannte Spiegelneuronen haben. Herausgefunden hat man das durch einen Versuch mit Affen in den 1990er-Jahren. Eine Gruppe von Wissenschaftlern untersuchte die Hirnströme der Primaten, wenn sie nach ihrem Futter griffen. Dabei stellten sie fest, dass sie die gleichen Hirnströme messen konnten, wenn ein Forscher nach dem Futter Griff und der Affe nur zusah. Das war der Beweis, dass die Tiere beobachtetes Verhalten im Gehirn spiegelten. Anfang der 2000er-Jahre konnte man dieselben Erkenntnisse über den Menschen gewinnen. Wir lernen also über unser Umfeld. Es entscheidet darüber, wie wir uns entwickeln.

Das kann Vor- und Nachteile haben. Bewegen wir uns in einem sehr selbstbewussten Umfeld, fällt es uns leichter, ein starkes Selbstbewusstsein zu entwickeln. Halten wir uns überwiegend in einem negativen und destruktiven Umfeld auf, entwickelt sich auch unsere Einstellung entsprechend in diese Richtung.

Können Sie sich mithilfe dieser Informationen vorstellen, welche Kraft es haben kann, wenn Sie gute Vorbilder haben? Suchen Sie sich doch mal die Personen heraus, von denen Sie selbst den Eindruck haben, dass diese über ein authentisches und angenehmes Selbstbewusstsein verfügen. Sie müssen diese nicht persönlich kennen oder tagtäglich mit ihnen zusammen sein. Es reicht aus, wenn Sie sich Ihre Vorbilder immer wieder in Erinnerung rufen. Schauen Sie sich Bilder, Interviews, Videos oder Filme von ihnen an. Achten Sie darauf, wie sie sprechen, sich bewegen, wie ihre Körpersprache ist und welche Verhaltensmuster sie haben. Versuchen Sie dann, ein bisschen so zu werden und zu sein, wie diese Menschen. Zu Beginn ist es vielleicht etwas ungewohnt und möglicherweise fühlen Sie sich etwas unwohl dabei. Das ist aber ganz normal. Sie verlassen dadurch ja auch Ihren gewohnten Bereich. Sie werden aber mit der Zeit merken, dass es Ihnen immer leichter fällt und förderliche Eigenschaften so von anderen übernehmen können. Sie werden irgendwann zu einer Gewohnheit und gehören schließlich zu Ihrer Persönlichkeit.

Wenn ich in meinen Seminaren oder Coachings darüber spreche, dann kommt häufig der Einwand, dass dies nicht authentisch sei. Dieser Glaubenssatz kann bei der Entwicklung des Selbstbewusstseins sehr hinderlich sein. Ich bin auch jemand, dessen oberster Wert die Authentizität ist. Jedoch muss man das Lernen neuer Fähigkeiten oder seine persönliche Weiterentwicklung auch ein Stück weit davon abkoppeln und das eine nicht mit dem anderen vermischen. Wenn Sie sich daran erinnern, wie Sie laufen gelernt haben, war das für Ihr Umfeld sicherlich süß und knuffig. Es war aber auch authentisch, obwohl Sie versucht haben, es nachzuahmen. Wären Ihre Eltern auf den Händen gelaufen, dann hätten Sie das auch versucht. Das ganze Leben besteht aus Nachahmen. Erst als Sie richtig laufen lernten, haben Sie einen eigenen Gang entwickelt und diesen zu Ihrem gemacht. Wenn jemand das Klavierspielen lernt, übt dieser zunächst Stücke von anderen Komponisten und schaut sich genau ab, wie sie gespielt werden. Am Anfang klingt das erstmal sehr statisch. Wenn die Griffe aber sitzen, kommt die eigene Persönlichkeit hinzu und man entwickelt seinen eigenen Stil. Machen Sie also nicht den Fehler und tappen in die Authentizitätsfalle.

Als ich begann Hypnose zu lernen, blieb mir nichts anderes übrig, als mir von hunderten anderen abzuschauen, wie sie hypnotisieren. Ich habe Ausbildungen besucht, Bücher gelesen und mit zahlreichen Testklienten gearbeitet. Meinen eigenen Stil konnte ich jedoch erst entwickeln, nachdem ich die Fähigkeiten von allen anderen in mir aufgesogen hatte. War das deshalb nicht authentisch? Alles, was Sie lernen möchten beginnt damit, es sich bei anderen abzuschauen. Sie lesen auch gerade dieses Buch hier, um sich neue oder zusätzliche Fähigkeiten von mir abzuschauen. Und das ist grandios. Es zeigt, dass Sie ein Mensch sind, der sich weiterentwickeln möchte. Das als nicht authentisch zu betiteln, wäre völlig falsch. Lassen Sie sich also nicht von Menschen beeinflussen, die so etwas behaupten. Meist sind es diejenigen, die Angst davor haben Konkurrenz zu bekommen oder selbst nicht an Weiterentwicklung interessiert sind. Imitieren Sie, bis Sie sich sicher fühlen und dann entwickeln Sie daraus ihren eigenen Stil.

Kindheit, Erziehung und Prägung

Wenn Sie nun mit dem Wissen der Imitation gedanklich mal in Ihre Kindheit reisen, dann werden Sie möglicherweise feststellen, dass Sie sehr viel von Ihrem Umfeld übernommen haben. Idealerweise sollte es so sein, dass man bereits in jungen Jahren ein starkes Selbstbewusstsein aufbaut. Oft passiert das jedoch nicht. Jedes Kind sammelt in seiner prägenden Phase Referenzerlebnisse. Je nachdem, wie diese sind, entwickelt es sich. Wird man oft kleingehalten und rumkommandiert, spürt man innerlich eine Hierarchie und gewinnt den Eindruck, weniger wert zu sein, als andere. Wächst man hingegen sehr liebe- und verständnisvoll auf, fühlt man sich eher auf gleicher Ebene.

Problematisch in der Prägungsphase ist die Abhängigkeit eines Kindes zu den Eltern. Streng Erzogenere haben oft den inneren Druck, gefallen zu wollen, da Sie dadurch hoffen die Liebe und Bestätigung zu bekommen, die sie sich wünschen. So entsteht eine neuronale Verknüpfung zwischen Leistung und geliebt zu werden. Wenn das nicht irgendwann bewusst erkannt wird, verhalten sich diese Menschen, bis ins hohe Alter so, sind dauerhaft gestresst und in einer emotionalen Abhängigkeit. Man glaubt, dass gute Gefühle und Sicherheit von außenkommen. In Wirklichkeit ist es jedoch so, dass jedes

Gefühl aus einem selbst herauskommt. Man kann alles selbst erzeugen. Hat man diese Erfahrung jedoch nie gemacht, kann man sich das nicht vorstellen und lässt sich im Leben von anderen leiten.

Der erste Schritt ist es also zu erkennen, welche unliebsamen Gedanken, Gefühle und Verhaltensweisen man aus der kindlichen Prägungsphase übernommen hat, die heute weiterhin aktiv sind. Hat man diese ausfindig gemacht und verstanden, kann man sie verändern.

Vielleicht erkennen Sie, wie wichtig die Kindheit für das eigene Selbstbewusstsein und Selbstwertgefühl sein kann. Das sollte in Ihnen aber keine Hemmungen oder Ängste auslösen. Es ist auch kein Grund, den Kopf in den Sand zu stecken. Denn alles im Leben ist wandelbar. Die Frage ist, ob Sie bereit sind, den eisernen Willen aufzubringen und etwas an diesem Zustand zu verändern. Denn dann ist alles möglich.

Das Massenbewusstsein

Über dieses Thema könnte man sicherlich ein eigenes Buch schreiben. Denn das Massenbewusstsein folgt auch dem Gesetz der Imitation, hat aber noch eine zusätzliche Komponente, die nur den wenigsten wirklich bewusst ist.

Vielleicht waren Sie schon mal in einem Fußballstadion oder auf einer anderen Großveranstaltung, wie beispielsweise einem Konzert. Können Sie sich noch an die Energie erinnern, wie es sich anfühlte unter hunderten oder tausenden Menschen zu sein? Stellen Sie sich hingegen mal vor, Sie wären völlig alleine in dem Stadion oder der Konzerthalle gewesen. Sie hätten sich sicherlich ganz anders gefühlt. Es wäre nicht dieser Spirit dort gewesen.

In großen Menschenmengen ist es so, dass die Spiegelneuronen der Menschen sich miteinander verbinden und ein sogenanntes Massenbewusstsein entwickeln. Alle schwingen auf einmal gleich, haben ähnliche Gedanken, Gefühle und Emotionen. Man kann sich kaum dagegen wehren und wird von diesem Sog mitgerissen, ob man möchte oder nicht. Das kann Vorteile haben, aber auch Nachteile. Vielleicht erinnern Sie sich noch an den Feuerlauf, von dem ich Ihnen zu Beginn erzählte. Wäre ich alleine dort gewesen, hätte ich mich ganz anders gefühlt, mit deutlich mehr Hemmungen. Durch die Massenenergie wurde ich mitgerissen, konnte mich deutlich einfacher weiterentwickeln und meine Komfortzone erweitern. Es gibt aber auch die andere Seite, in der Menschen zu negativen Handlungen bewegt und ermutigt werden. Zum Beispiel im extremistischen Bereich. Viele Straftäter fragen sich nach ihren Handlungen, wie es dazu kommen konnte. In der Massenpsychologie liegt oft die Antwort.

Ich persönlich nutze den Effekt ganz bewusst, um mich schneller weiterzuentwickeln. Daher mag ich größere Weiterbildungsevents oder Netzwerktreffen unter Gleichgesinnten. Man kann nicht nur inhaltlich davon profitieren, sondern auch von dem psychologischen Sog. Jedoch sollte man aufpassen, auf was man sich da einlässt. Oft werden solche Events auch als Verkaufsveranstaltungen genutzt. Grundsätzlich habe ich da nichts gegen. Aber man erwischt sich schnell, etwas im Massenbewusstsein zu kaufen, weil es sich gerade so gut anfühlt und nachher stellt man fest, dass man es doch besser nicht getan hätte. Wenn die Leistung des Anbieters stimmt, ist daran nichts auszusetzen.

In Summe ist es wichtig sich bewusst zu machen, dass man in der Masse anders funktioniert, als alleine. Wer sich selbst kennt, kann dies gezielt einsetzen und davon profitieren. Sie können das Massenbewusstsein nutzen, um Ihr Selbstbewusstsein zu erweitern.

Reflexionsfragen:

Was habe ich in der Kindheit von meinem Umfeld an Verhaltensweisen übernommen?

Welche Personen aus meinem Umfeld sind förderlich für mein Selbstbewusstsein?

Welche Personen sind eher hinderlich für mein Selbstbewusstsein?

Welche Menschen kann ich mir als Vorbild nehmen, um mein Selbstbewusstsein einfacher zu entwickeln?

Welche massenpsychologischen Events oder Veranstaltungen kenne ich, die eher schaden, als nutzen?

Wann habe ich mich schon mal vom Massenbewusstsein leiten lassen und habe davon profitiert?

1.7 Wie ein starkes Selbstbewusstsein durch innere Einflüsse entsteht

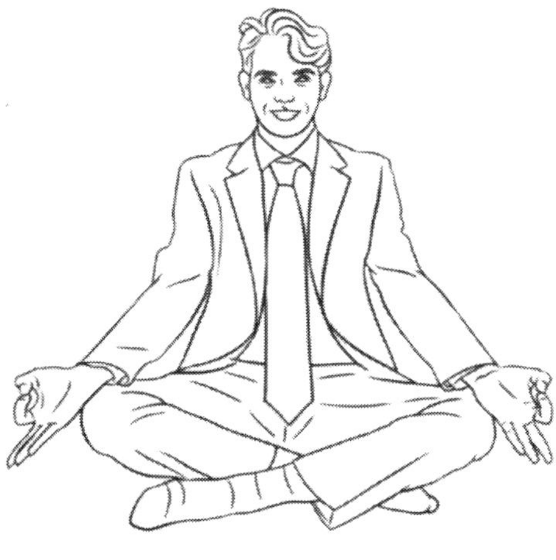

Auf die äußeren Umstände können wir nur bedingt Einfluss nehmen. Alles, was jedoch aus uns selbst herauskommt, können wir steuern und in die richtigen Bahnen lenken. Vielleicht werden Sie erstaunt sein, wie viel Sie tatsächlich beeinflussen können, um ein stärkeres Selbstbewusstsein aufzubauen. Legen wir los.

1. Verantwortung übernehmen

Oft sagen Menschen, dass sie bereit sind Verantwortung für sich und ihr Leben zu übernehmen. Fühlt man ihnen etwas genauer auf den Zahn, dann schieben viele doch irgendwann den Ball zu anderen, weil sie es so gewohnt sind.

In dem Wort Verantwortung steckt der Begriff „Antwort". Das bedeutet, dass es darum geht, wie wir auf etwas antworten. Es liegt also an uns, wie die Reaktion ausfällt. Ziehen wir uns zurück, geben wir anderen die Schuld oder nehmen wir die anstehenden Herausforderungen selbst in die Hand und stehen für unsere Ergebnisse ein? Es ist immer eine Entscheidung. Je nachdem, wie diese ausfällt, entstehen die Ergebnisse.

Wer anderen die Schuld für seine Situation in die Schuhe schiebt, entmachtet sich selbst. Jeder Mensch hat irgendwo tief vergraben sein Päckchen zu tragen und wurde vielleicht auch mal zu Unrecht schlecht behandelt. Die Frage ist nur, ob man bereit ist verantwortungsvoll das Zepter in die Hand zu nehmen und gegenzusteuern.

Wenn ich mit Klienten zusammenarbeite, prüfe ich zunächst im Erstgespräch, in wieweit diese Person bereit ist, Verantwortung zu übernehmen. Sicherlich gibt es mal Höhen und auch wieder Tiefpunkte. Die hat jeder. Niemand ist immer zu einhundert Prozent motiviert. Es ist aber entscheidend, ob jemand bereit ist das zu erkennen und sich aus einem

Tiefpunkt wieder selbst herausziehen möchte oder ob er lieber in seiner Komfortzone bleibt und mit dem Finger auf andere zeigt.

Ein wesentlicher Schritt auf dem Weg zu mehr Selbstbewusstsein ist somit die Bereitschaft, Verantwortung zu übernehmen.

2. Selbstbewusstsein definieren

Zu Beginn dieses Buches habe ich Ihnen mitgeteilt, was Selbstbewusstsein für mich bedeutet. Wenn Sie sich nun durch Ihren Bekanntenkreis fragen, dann bekommen Sie sicherlich noch viele weitere Definitionen. Jeder Mensch versteht etwas anderes darunter. Und das ist ein entscheidender Faktor, um keine Enttäuschungen zu erleben. Denn Ihr persönliches Selbstbewusstsein hat nichts damit zu tun, wie andere es betrachten. Wichtig ist, wann Sie sich selbstbewusst fühlen. Und nur das ist der Maßstab. Wenn Sie einen gestandenen Geschäftsmann fragen, was Selbstbewusstsein für ihn bedeutet und dann einen spirituellen Lehrer, bekommen Sie ganz unterschiedliche Ansätze. Wichtig und maßgeblich ist, für Sie jedoch, Ihre eigene Definition.

3. Selbstreflexion

Wie Sie bereits festgestellt haben, gibt es in diesem Buch einige Reflexionsfragen. Das hängt zum einen damit zusammen, dass Sie direkt ins Handeln kommen und zum anderen, dass ich Selbstreflexion in einem Entwicklungsprozess für unerlässlich halte. Nur, wer in der Lage ist, sich selbst die richtigen Fragen zu stellen und diese beantwortet, kann sich weiterentwickeln.

Wenn Sie beispielsweise einen schlechten Tag haben, sich jedoch Fragen stellen, die Ihren Fokus in eine andere Richtung lenken, dann verändert sich auch Ihre Stimmung. Sie machen sich damit die andere Seite der Medaille bewusst. Stellen Sie sich doch mal selbst folgende Fragen:

- Wofür bin ich heute dankbar?
- Welche Erkenntnis aus diesem Buch hat mich bisher am meisten berührt?
- Worauf bin ich stolz in meinem Leben?
- Was waren meine größten Erfolge in den letzten 3 Monaten?
- Welche Menschen habe ich in den letzten 6 Monaten durch meine Unterstützung bereichert?

Allein durch geschickt gestellte Fragen, können Sie den Fokus auf eine motivierende Antwort richten. Ich schreibe mir regelmäßig meine Erfolge in ein kleines Notizbuch und lese oft darin. Das führt dazu, dass ich mein Unterbewusstsein immer wieder daran erinnere und es nicht von negativen Einflüssen kontrolliert werden kann. Zu Beginn war das sehr ungewohnt, doch nach einiger Zeit wird das zur gewohnten Routine.

4. Machen Sie es sich einfach

Wir leben in einer Gesellschaft, in der es sehr viele Regeln gibt. Daher sind wir vom Kleinkindalter daran gewöhnt Vorgaben entgegenzunehmen und diese umzusetzen. Man soll immer ehrlich sein, seinen Teller aufessen, niemanden betrügen, zu allen Menschen höflich sein, älteren Menschen im Bus den Platz freimachen und vieles mehr. Dann gibt noch viele weitere Gruppierungen, die ihre eigenen Regeln haben. Interessant ist es anzusehen, dass Menschen all diese Vorgaben von anderen übernehmen.

Wenn jemand in seiner Familie den Gedanken übernommen hat, dass man schlank sein sollte, diese Person aber irgendwann im Laufe des Lebens an Gewicht zugenommen hat, kann das problematisch werden. Sie hat dann kontinuierlich im Unterbewusstsein das Programm laufen, nicht gut genug oder nicht richtig zu sein. Das ist weder schön noch sinnvoll. Andere Menschen setzen sich selbst mit ihren eigenen Regeln so sehr unter Druck, dass sie laufend gestresst sind. Man sollte sich gesund ernähren, viel Sport treiben, auf seine Figur achten, im Job immer hundertzehn Prozent geben, für die Familie da sein, den Garten ordentlich halten, immer freundlich sein, niemals finanzielle Probleme bekommen und keine Fehler machen. Die einzelnen Faktoren sind sicherlich gut. In Summe ist es jedoch ein Paket, welches enormen Stress verursacht und Schuldgefühle hervorruft, sobald eine Kleinigkeit mal nicht funktioniert. Es ist also wichtig sich seine Regeln zu vereinfachen, indem man sich z.B. sagt: „Immer wenn ich mich gesund ernähre, fühle ich mich fantastisch. Immer wenn ich in die Kirche gehe, fühle ich mich mit Gott verbunden. Immer wenn ich im Job erfolgreich bin, fühle ich, wie stolz ich auf mich bin." Damit nehmen Sie sich den Druck, perfekt sein zu müssen, sie vermeiden Schuldgefühle und bauen ein stärkeres Selbstbewusstsein auf.

5. Grenzen sprengen

Die meisten Menschen sind sehr bequem und wollen sich gar nicht verändern. Sie wünschen sich zwar viele Dinge, haben aber unterbewusst bereits damit abgeschlossen, es jemals zu erreichen. Sie hoffen vielmehr auf ein Wunder, einen Lottogewinn oder ein großzügiges Erbe. Wenn man sich jedoch eingeschränkt fühlt, zum Beispiel durch ein schwaches Selbstbewusstsein, dann ist man in seiner Komfortzone nicht zufrieden. In diesem Fall ist es wichtig, den Komfortbereich zu erweitern. Und das funktioniert tatsächlich nur, wenn man seine eigenen Grenzen überschreitet und neue Erfahrungen macht. Wenn jemand Höhenangst hat, den Weg nach oben jedoch meidet, dann wird sich nichts ändern. Die Höhe selbst ist nicht das Problem, sondern das damit verbundene Gefühl von Angst.

Der Feuerlauf, von dem ich Ihnen berichtete, war für mich eine neue Erfahrung. Ich habe eine Grenze überschritten und dazugelernt. Heute bin ich selbst Feuerlauftrainer und habe es schon zigmal gemacht. Mittlerweile gehört es zu meiner Komfortzone über Feuer oder sogar Glasscherben zu laufen. Dadurch habe ich den mir vertrauten Bereich erweitert.

Wenn jemand unsicher ist, sobald er vor anderen Menschen spricht, dann gibt es eine Grenze. Derjenige kann sich entscheiden nicht weiter, vor anderen zu sprechen oder trainiert solange, bis er sich sicher fühlt.

Um mehr Selbstbewusstsein aufzubauen, brauchen wir ein anderes Verständnis von Grenzen. Sie sind nicht da, um uns zu schützen, sondern um sie zu durchbrechen. Und wenn ich das sage, dann meine ich natürlich nur die ethisch vertretbaren Grenzüberschreitungen. Das versteht sich von selbst. Überprüfen Sie doch mal selbst, welche Situationen Sie meiden, um in einem Gefühl der Sicherheit zu bleiben.

6. Die eigene Individualität erkennen

Jeder Mensch ist einzigartig. Es gibt keine zwei Menschen auf diesem Planeten, die absolut gleich sind. Wir leben jedoch so, als wäre es anders und vergleichen uns ständig. Das führt zwangsläufig zu einem schwächeren Selbstbewusstsein. Wenn man ständig glaubt, jemand anderes sein zu müssen, dann entfernt man sich von seiner Individualität. Das führt dann soweit, dass man versucht, besser zu sein, als andere, um sich darüber emotional zu definieren. Aber immer wenn jemand sich über andere stellt, dann gibt es Menschen, die automatisch kleiner sind und umgekehrt. Wenn ich mich kleiner und schwächer fühle, hebe ich andere in ihrem Wert an. Aus meiner Sicht ist das schwachsinnig. Warum bringt die Natur einzigartige Wesen hervor? Vermutlich, damit sie ihre Individualität erkennen und ausleben können. Wer dort ankommen möchte, muss vollständig umdenken. Denn das bedeutet, es gibt kein besser oder schlechter, es gibt kein wertvoll und wertlos, es gibt kein stark und schwach. Es gibt nur ein Du und ich. Wenn Sie diesen Gedanken verinnerlicht haben, dann beginnen Sie nicht nur Ihre Einzigartigkeit zu entdecken. Sie sehen auch in anderen die Individualität. Dies zu erkennen und in sein Leben zu integrieren verstärkt das Selbstbewusstsein ungemein. Es gibt nämlich nichts mehr, für was man sich schämen müsste.

Dadurch, dass jeder Mensch einzigartig ist, hat auch jeder seine individuellen Werte, Visionen, Ziele, Stärken und Schwächen. Daraus wird die Persönlichkeit geformt. Ich halte es für wichtig, sich diesen Punkten vollkommen bewusst zu sein und danach zu leben, anstatt laufend den Erwartungen anderer gerecht zu werden, obwohl man sich anders fühlt. Daher gibt es jetzt mittendrin ein paar spezielle Reflexionsfragen.

Was sind meine 5 wichtigsten Werte im Leben?

____

____

____

____

____

____

Kann ich mit diesen Werten selbstbewusst, glücklich und erfolgreich sein?

____

____

____

____

Welche Visionen habe ich für den Rest meines Lebens?

Welche Ziele entstehen aus meinen Visionen?

Welche Stärken habe ich, die ich noch gezielter trainieren und einsetzen kann?

____

____

____

____

____

____

____

____

____

____

____

7. Schwächen akzeptieren

Im deutschsprachigen Raum werden Kinder seit Jahrhunderten so erzogen, dass Fehler etwas Schlechtes sind. Ich weiß nicht, wie Sie Ihre Schulzeit erlebt haben. Ich erinnere mich noch ganz genau daran, dass in meinen Heften und Klassenarbeit immer die Fehler angestrichen wurden. Alles, was richtig war, hat man dadurch übersehen und rückte in den Hintergrund. Dadurch, dass es Benotungen und Bewertungen gab, lernte man schnell, dass man Fehler vermeiden sollte. Heute ist das immer noch so. Und das ist auch der Grund, warum viele Prüfungsängste haben und kein starkes Selbstbewusstsein entwickeln. Sie haben den Fokus nur auf das, was sie nicht können. Das ist absolut demotivierend.

Aus meiner Sicht sind Fehler sehr wichtig. Sie geben einem die Möglichkeit sich weiterzuentwickeln. Die meisten erfolgreichen Menschen machen mehr Fehler, als die erfolgloseren. Sie sind mutiger, erhöhen dadurch bewusst ihre Fehleranzahl und lernen schneller. Wer also die Taktzahl seiner Misserfolge erhöht, kommt schneller zum Erfolg. So einfach ist das.

Thomas Alva Edison gilt als Erfinder der Glühlampe. Er brauchte tausende Fehler, um die Lampe so hinzubekommen, wie wir sie heute kennen. Hätte er mittendrin voller Zweifel aufgegeben, wäre diese Erfindung wohl nie auf den Markt gekommen.

Und genauso ist das mit den persönlichen Schwächen. Zu aller erst ist es wichtig, sie zu akzeptieren und daraus zu lernen. Es gibt sicherlich Schwächen, die einen nicht einschränken. Dann muss man auch nicht daran arbeiten. Wenn einen jedoch etwas bedrückt oder blockiert, dann wird es Zeit Grenzen zu sprengen und etwas zu verändern. Sehen Sie Ihre Schwächen als ein wertvolles Geschenk an. Denn sie machen Ihre individuelle Persönlichkeit aus und helfen Ihnen, der Mensch zu werden, der Sie sein möchten.

8. Ziele setzen

Ich selbst bin ein absoluter Freund davon, sich stets Ziele zu setzen und daran zu arbeiten, diese zu verwirklichen. Der Hintergrund ist ganz einfach zu verstehen. Wer keine Ziele hat, kann kein Gefühl für den richtigen Weg entwickeln.

Ich erinnere mich noch an eine Zeit, in der ich selbst noch nicht so konsequent war, was das Zielesetzen betraf. Ich wusste grob, wo ich hinwollte, ließ mich jedoch ständig von allen möglichen Aufgaben und Eindrücken ablenken. Seit einigen Jahren kenne ich meine Ziele immer exakt und habe dadurch einen klaren Fokus entwickelt. Ich kann in Sekundenschnelle einschätzen, ob etwas Ablenkung ist oder ob es mich meinem Ziel näherbringt.

Im Laufe der Zeit habe ich jedoch festgestellt, dass es am Selbstvertrauen kratzt, wenn man sich etwas vorgenommen hat und es dann doch nicht erreicht. Daher bin ich irgendwann dazu übergegangen Ziele als eine Art Kompass zu nutzen und nicht mehr als etwas Absolutes. Durch meine Zielsetzungen habe ich eine klare Richtung. Interessanterweise erlebe ich dadurch, dass auf meinem Weg Überraschungen auf mich zukommen, die ich sonst nie berücksichtigt hätte.

Das Gleiche empfehle ich Ihnen, auch zu tun. Nehmen Sie Ihre Wünsche und definieren daraus klare und messbare Ziele. Nutzen Sie diese dann als einen Kompass, um in die Richtung des Ziels zu gehen. Seien Sie dabei so achtsam, dass Sie die Geschenke, die sich auf diesem Weg ergeben mitnehmen. Vielleicht erlangen Sie dadurch andere Erkenntnisse und neue Möglichkeiten. Vielleicht wandelt sich Ihr Ziel und die Richtung auch von Zeit zu Zeit. Erlauben Sie sich das. Sie sind nicht inkonsequent, wenn Sie neue Erkenntnisse auf Ihrem Weg berücksichtigen. Wenn Sie über einen Schotterweg fahren und einen geteerten neuen Weg entdecken, der Sie schneller und einfacher voranbringt, dann müssen Sie nicht auf dem Schotterweg weiterfahren, nur weil Sie es mal so definiert haben.

Wichtig ist auch, dass Sie Ihre Ziele so definieren, dass Sie alle Ihre relevanten Lebensbereiche berücksichtigen. Sie glauben gar nicht, wie schnell man sich in eine Sache hineinsteigern kann und etwas anderes dadurch schleifen lässt. Wenn Sie hochambitionierte berufliche Ziele haben, jedoch keine Zeit mehr für Ihre Familie oder gesundheitlich darunter leiden, dann ist das nicht förderlich. Betrachten Sie das Leben immer als Ganzes.

9. Selbstbewusstsein über den Körper ausstrahlen

Vielleicht haben Sie schon mal bemerkt, dass selbstbewusste Menschen eine andere Ausstrahlung haben, als andere. Sie bewegen sich anders, haben eine andere Stimme und wirken viel souveräner. Das liegt daran, dass der Körper sehr eng mit dem Emotionszentrum im Gehirn verbunden ist. Innere Gefühle und Bedürfnisse werden körperlich widergespiegelt. Jemand, der sehr schüchtern und zurückhaltend ist, wird leiser und unsicherer sprechen und eine sehr statische Körpersprache haben. Ein anderer, der vollkommen motiviert und begeistert ist, wird hingegen mehr strahlen, eine klarere Stimme haben und seinen Körper offener zum Ausdruck bringen.

Eine Person, die wenig Selbstbewusstsein hat, wird sich an dieser Stelle natürlich fragen, was sie tun kann. Die Gefühle und Emotionen sind schließlich da. Im Grunde ist es ganz einfach. Denn die Verbindung vom Gehirn zum Körper funktioniert nicht nur in eine Richtung. Wenn Sie sich selbstbewusst und selbstsicher bewegen, verändert sich auch automatisch Ihr Gefühl.

Machen Sie doch mal ein Experiment. Setzen Sie sich auf einen Stuhl und lassen die Schultern und den Kopf hängen. Krümmen Sie Ihren Rücken leicht und spüren mal für 20 – 30 Sekunden in Ihren Körper hinein. Merken Sie sich dieses Gefühl.

Dann stehen Sie auf und stellen sich gerade hin. Schultern gerade, Kopf gerade oder leicht nach oben, Brust raus. Winkeln Sie die Arme etwas an.

Fassen Sie sich rechts und links jeweils in die Hüften. Wie ein Superheld mit wehendem Umhang. Spüren Sie jetzt wieder für 20 – 30 Sekunden in sich hinein. Merken Sie den Unterschied? Verrückt oder?

Interessant ist auch, dass sich nicht nur das Gefühl verändert, sondern langfristig auch die Gedanken. Genauso funktioniert das auch mit der Stimme. Wenn sie sich bewusst darauf konzentrieren selbstsicher und klar zu sprechen, dann hat das nicht nur einen Einfluss auf Ihr Umfeld, sondern vor allem auf Sie selbst.

10. Training

Wie Sie sehen, haben sie Möglichkeit, Ihr Selbstbewusstsein von allen Seiten anzupacken oder eine Kombination aus den für Sie einfachsten Methoden zu wählen. Das ist noch längst nicht alles, sondern erstmal nur ein Vorgeschmack.

Oft erlebe ich Menschen, die sich Informationen beschaffen, Kurse oder Seminare besuchen, um Ihr Selbstbewusstsein zu steigern. Das ist super und auch der richtige Ansatz. Doch ein Großteil gerät irgendwann wieder in ihr altes Verhaltensmuster und macht weiter, wie bisher. Das liegt nicht daran, dass die Informationen, Methoden und Tipps nicht gut gewesen sind. Diese Menschen haben einfach das Gesetz der Gewohnheit außer Acht gelassen. Es gibt das Sprichwort: „Wissen ist Macht.“ Dem kann ich nur zu einem Teil beipflichten. Denn Wissen gibt es wie Sand am Meer. Wir leben in einer Zeit, in der wir jede Information rasend schnell beschaffen können. Viel wichtiger ist jedoch, was wir mit dem Wissen machen. Lassen wir es im Schrank liegen? Oder nutzen wir es?

Stellen Sie sich mal vor, Sie hätten noch nie Sport gemacht und gehen in ein Fitnessstudio. Dort lernen Sie, wie man mehr Kraft, Ausdauer und Beweglichkeit bekommt. Zu Beginn gehen Sie alle zwei Tage für ein bis zwei Stunden zum Training. Nach drei Wochen nur noch einmal innerhalb von sieben Tagen. Und danach gar nicht mehr. Werden Sie dadurch langfristig mehr Kraft, Ausdauer und Beweglichkeit haben? Sicherlich nicht.

Und genauso ist das mit dem Selbstbewusstsein. Stellen Sie es sich wie einen Muskel vor. Wenn wir regelmäßig etwas dafür tun, um es aufzubauen, kann es sich entwickeln. Lassen wir es wieder schleifen, entwickelt es sich zurück. Daher ist das regelmäßige Training so wichtig. Es reicht nicht aus einmal die Verantwortung zu übernehmen, sich zu reflektieren, eine Grenze zu sprengen und sich Ziele zu setzen. Sie müssen immer dranbleiben. Eine Gewohnheit entsteht durch Wiederholung. Ein Spitzensportler trainiert regelmäßig, solange er seine Sportart ausübt. Für ein starkes Selbstbewusstsein muss man auch immer wieder etwas tun. Es ist eine Lebenseinstellung.

Reflexionsfragen:

Für was in meinem Leben kann ich noch mehr Verantwortung übernehmen?

Wie definiere ich Selbstbewusstsein? Wann fühle ich mich selbstbewusst?

Bin ich bereit mir ein Notizbuch anzuschaffen, um regelmäßig meine Selbstreflexion darin zu dokumentieren? Wenn ja, was würde ich über den gestrigen Tag reinschreiben?

Welche Regeln in meinem Leben könnte ich vereinfachen?

Welche Grenzen möchte ich in den nächsten 6 Monaten sprengen?

Was ist an mir einzigartig?

Welche Schwächen habe ich? Wie kann ich diese noch besser akzeptieren?

Welche Ziele habe ich in welchem Lebensbereich für die Zukunft?

Wie kann ich meine körpersprachlichen Elemente noch mehr in Szene setzen, um selbstbewusster zu werden?

Wie kann ich eine Regelmäßigkeit in meinen Selbstbewusstseinsprozess bringen?

1.8 Schwere Folgen eines schwachen Selbstbewusstseins

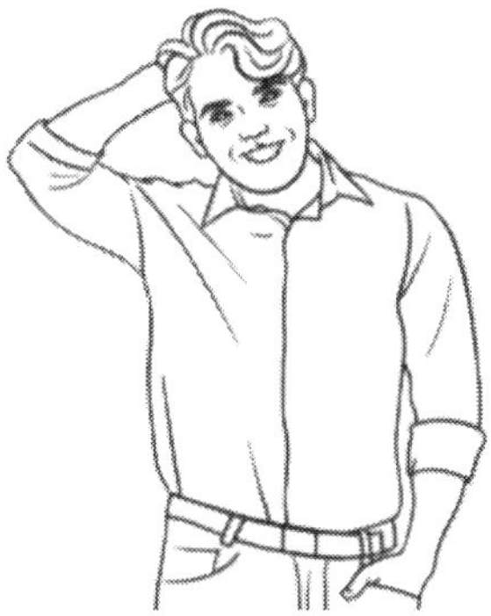

Dennis war ein junger Vertriebsmitarbeiter bei einer Versicherung. Zu seinen Aufgaben zählte es, Kunden zu beraten und Neukunden zu gewinnen. Grundsätzlich war er sehr engagiert. Er hatte jedoch etwas mit seinem Selbstbewusstsein zu kämpfen. Während andere sehr einfach an neue Kontakte kamen und dadurch Termine machten, war Dennis eher zurückhaltend. Ihm war klar, dass er weitaus mehr Menschen gut versichern könnte. Es wäre der Weg zu einem höheren Einkommen, welches er sich seit längerem wünschte. Er traute sich jedoch nicht mehr zu und hatte nicht den Mut, um noch strukturierter und offener auf die Menschen zuzugehen. Während andere einen Vertragsabschluss nach dem anderen machten, wollten sich die

Interessenten es bei Dennis immer nochmal ein paar Tage überlegen. Manche meldeten sich dann wieder, viele aber auch nicht.

Irgendwann merkte er jedoch, dass es so nicht weitergehen konnte. Daher meldete er sich bei mir. Wir erarbeiteten ein Konzept, er bekam mein gesamtes Wissen und wir legten los. Man konnte ihm bei seiner Entwicklung förmlich zusehen. Von Tag zu Tag wurde er sicherer, ging aufrechter und schloss mehr Verträge ab. Dabei haben wir nicht mal über Verkaufstechniken gesprochen. Alleine durch die Verwandlung seines Selbstbewusstseins, gelang es Dennis, mehr und erfolgreicher zu verkaufen.

Menschen die ein schwaches Selbstbewusstsein haben, schränken sich selbst ein. Sie nehmen sich den Nährstoff für ein glückliches, zufriedenes und wohlhabendes Leben. Sie sprechen nicht die Frauen oder Männer an, die ihnen gefallen. Sie verdienen nicht das Geld, was sie könnten, Sie leben nicht in dem Haus, welches sie sich wünschen. Sie haben nicht die Kontakte, die ihnen guttun.

Das liegt daran, dass sie sich zu wenig zutrauen und nicht den Mut haben, um zu handeln. Sie empfinden es als sicherer in Deckung zu bleiben und auf die schönen Dinge im Leben zu verzichten. Wie der Mensch dann so ist, redet er sich noch ein, das alles nicht zu brauchen. So rechtfertigt er seine Entscheidung. Psychologisch gesehen ist das normal, jedoch nicht wirklich lebenswert. Man bleibt ständig in seiner Komfortzone, weil sie sich sicher und bequem anfühlt. Dabei wissen die meisten Menschen nicht, dass sich daraus ein lähmendes Verhalten entwickelt und man noch zurückhaltender wird.

Menschen mit einem geringen Selbstbewusstsein können Ihr Potential weder entdecken, noch entfalten. Sie drücken sich selbst einen Stempel auf und glauben daran, dass sie nicht dafür gemacht sind glücklicher und erfolgreicher zu sein. Vielleicht rechtfertigen sie es mit einer schweren Kindheit oder anderen negativen Erlebnissen. Das ist aber nicht die Wahrheit. Denn schließlich hat jeder sein Päckchen zu tragen. Niemand hat sein ganzes Leben lang nur auf der Sonnenseite gelebt. Das würde auch gar nicht funktionieren. Denn nur durch die schweren Zeiten ist man in der Lage die schönen Seiten des Lebens zu genießen. Glauben Sie, dass bei mir alles Rund lief? Garantiert nicht. Das sagt rein gar nichts über das Potential oder den Wert eines Menschen aus. Der Unterschied ist nur, dass ich den Kopf nicht in den Sand gesteckt habe. Immer wenn ich spürte, dass mein Selbstbewusstsein schwächer wurde, habe ich das zum Anlass genommen daran zu arbeiten es stärker zu machen.

Wenn es mal nicht rund läuft, muss man sich immer die Frage stellen, ob man sich weiter einschränken lassen möchte, oder man die Verantwortung übernimmt und gegensteuert. Das Prinzip ist ganz simpel. Mit anderen Gedanken und Gefühlen kann man andere Entscheidungen treffen und ebenso andere Ergebnisse erzielen. Sobald man spürt, dass man eine positive Entwicklungsspirale in Gang setzt, ist das etwas, was Spaß macht und motiviert. Man merkt, wie viel mehr dadurch möglich wird im Leben.

Ich möchte mir nicht mit Mitte neunzig den Vorwurf machen, dass ich mein Leben an manchen Stellen nicht richtig in die Hand genommen habe. Ich kann mir sehr gut vorstellen, dass Sie das auch nicht möchten.

Reflexionsfragen:

Auf was musste ich bereits in meinem Leben, durch ein schwächeres Selbstbewusstsein, verzichten?

Auf was muss ich in Zukunft verzichten, wenn ich mein Selbstbewusstsein nicht weiterentwickeln würde?

Was würde ich im hohen Alter über mich selbst denken, wenn ich mein Selbstbewusstsein nicht gestärkt hätte?

1.9 Anderen die Möglichkeit geben, voller Selbstbewusstsein zu sein

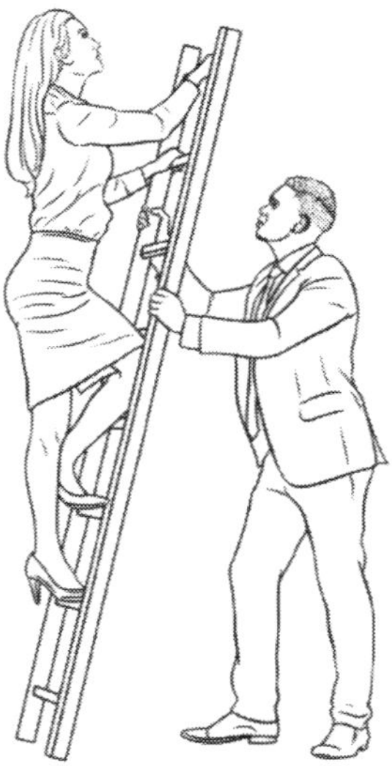

Oft erlebe ich Menschen, die sich nach einem glücklicheren und zufriedeneren Leben sehnen. Sie wünschen sich mehr Freiheit, Freiraum und Selbstbestimmtheit. Im gleichen Atemzug wollen sie jedoch über die Zeit und die Aufgaben anderer bestimmen. Das kann unterschiedliche Ursachen haben. Vielleicht, weil sie sich dadurch mehr Lebensglück für sich erhoffen, oder weil die Macht ihnen ein Gefühl von Stärke gibt.

Wenn jemand ein starkes Selbstbewusstsein für sich beanspruchen will, jedoch anderen das Gleiche nicht zugesteht, wird das möglicherweise scheitern. Es wäre egoistisch und narzisstisch. Nur wer anderen die Freiheit zugesteht, ebenfalls ein glückliches und selbstbestimmtes Leben zu führen, kann ein eigenes und kraftvolles Selbstbewusstsein in vollem Umfang möglich machen.

Oft sehe ich Partnerschaften, in denen einer dominiert. In der Kindererziehung erlebe ich Eltern, die ihrem Kind die eigenen Erfahrungen nehmen und sie herumkommandieren. In Unternehmen sehe ich herrische Chefs, die ihren Angestellten nicht die Möglichkeit geben, sich zu entfalten. In der Politik begegnen mir Parteien, die Bürgerrechte einschränken wollen, um mehr Macht und Einfluss zu haben.

Es ist schwer, ein finanziell sorgenfreies Leben zu führen, ohne dafür zu arbeiten. Man wird indirekt dazu gezwungen. Sicherlich hat das gesellschaftliche und solidarische Vorteile. Dennoch hat das mit Freiheit nichts zu tun. In vielen Bereichen möchte man, dass andere so funktionieren, damit man es selbst einfacher hat. Ich weiß nicht, wie Sie darüber denken. Mir ist jedenfalls klar, dass wir das alles nicht hätten, wenn mehr Menschen sich selbst genug wären und das, was sie tun aus vollem Herzen käme.

Dann gäbe es eine Fülle an selbstbewussten Menschen. Wenn wir etwas für uns beanspruchen wollen, müssen wir beginnen, auch anderen den Freiraum zu lassen und ihre Individualität zu respektieren. Gerade Kinder werden die ganze Entwicklung über von rechts nach links diktiert, weil sie nicht so funktionieren, wie Eltern, Lehrer oder andere Institutionen es gerne hätten. Dadurch wird ihr Selbstfindungs- und Selbstwertprozess enorm gestört. Sicherlich braucht es Regeln und vertrauensvolle Vereinbarungen. Doch diese sollten helfen und keine Probleme verursachen. Wenn wir aufhören, anderen reinzureden und sie überzeugen zu wollen, schaffen wir in uns den Raum für mehr Selbstbewusstsein. Man muss Menschen nicht ständig ungefragt korrigieren, nur weil man eine andere innere Erlebniswelt hat. Jeder hat das Recht, seine eigenen Erfahrungen machen zu dürfen.

Genauso arbeite ich mit meinen Klienten. Bei vielen Themen weiß ich, wie etwas anders oder besser funktionieren würde. Dennoch sind es nur Angebote und jeder muss für sich entscheiden, ob er diese annimmt oder nicht. Manche machen Ihre Erfahrungen auch lieber selbst. Selbst, wenn es länger dauert und scheitern könnte. Man sollte das respektieren. Viele Klienten wünschen sich, dass ich sie etwas unter Druck setze, führe und sie manchmal sprichwörtlich in den Hintern trete. Das mache ich nicht ungefragt. Ich kann es nur anbieten. Andere benötigen einen ruhigen und liebevolleren Weg. So hat jeder seine eigenen und individuellen Vorstellungen, die es zu respektieren gilt.

Wenn Sie anderen den Freiraum und das Selbstbewusstsein gönnen, wird es auch Ihnen besser gelingen, das Gleiche für sich selbst zu realisieren.

Reflexionsfragen:

Welchen Menschen kann ich mehr Möglichkeiten einräumen, selbstbewusster zu sein?

___

___

___

___

An welchen Stellen schränke ich andere Menschen zu sehr ein?

___

___

___

___

___

Teil 2 – Maximales Selbstbewusstsein entwickeln und Hürden meistern

2.1 Der unterschätzte Faktor Vitalität

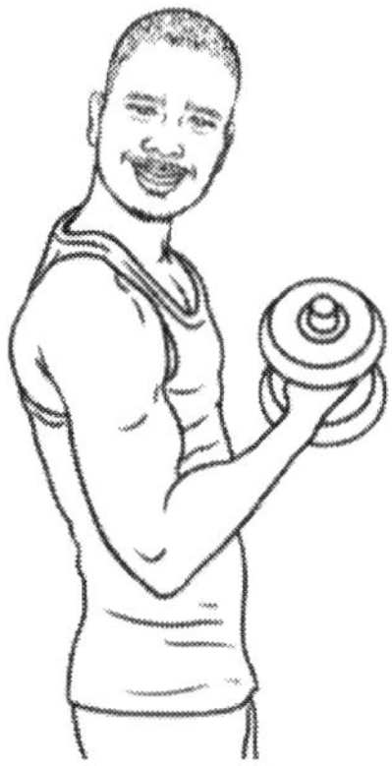

Früher, in meiner Schulzeit dachte ich, dass das Selbstbewusstsein sich rein im Kopf abspielt. Zu einem großen Teil ist das tatsächlich auch so. Das, was wir den ganzen Tag lang denken, bestimmt wie wir uns fühlen. Die Gefühle nehmen Einfluss auf unsere Entscheidungen und Handlungen. Wie wir handeln, entscheidet über die Ergebnisse, die wir erzielen. Wenn wir ein kleines und schwaches Selbstbild haben und uns ständig mit anderen vergleichen, entsteht ein schwaches Selbstwertgefühl. Man trifft vorsichtigere Entscheidungen und wird demnach schlechtere Resultate erzielen. Wir müssen also an unseren Gedanken arbeiten, um ein stärkeres Selbstbewusstsein zu erhalten.

Als ich damals mit dem Kampfsport begann, bemerkte ich, dass ich mich dadurch sicherer fühlte, als zuvor. Dabei ging es mir gar nicht darum, dass ich mich hätte besser wehren können, sondern ich spürte, wie mein Körper vitaler und leistungsfähiger wurde. Diese Energie konnte ich wiederum nutzen, um mein Potential weiter zu entfalten und meine Ziele zu erreichen. Ich stellte fest, dass Menschen mit einem hohen Selbstbewusstsein immer mehr Energie haben, als andere. Daher entschied ich mich, noch regelmäßiger Bewegung in meinen Alltag einzubauen. Der körperliche Zustand bildet aus meiner Sicht die Grundlage für ein starkes Selbstbewusstsein. Dazu gehört aber nicht nur die Bewegung, sondern auch die Ernährung. Doch was ist eine gute Ernährung?

Wenn Sie zehn Ernährungsberater fragen, erhalten Sie sicherlich elf unterschiedliche Ansätze. Zum einen ist das gut, da sie viel ausprobieren können. Zum anderen habe ich erfahren, dass es die eine richtige Ernährungsweise nicht gibt. Es ist immer abhängig von dem Menschen, um den es geht. Ich habe irgendwann erfahren, dass wir selbst unser bester Berater sind, wenn wir lernen, auf unseren Körper zu hören und die kleinen feinen Signale wahrnehmen. Aus meiner Sicht gehört das zum Selbstwert dazu.

Wie wertvoll erachten Sie Ihren Körper?

Wussten Sie, dass Sie jedes Mal, wenn Sie sich schlecht ernähren ein unbewusstes Signal an Ihren Körper senden, mit der Botschaft: „Ich bin es mir nicht wert, mich gesund zu ernähren." Das hat einen massiven Einfluss auf Ihr Selbstbewusstsein und senkt Ihr Selbstwertgefühl. Zudem rauben sie sich Energie und Vitalität. Daher ist es wichtig, auf die Signale des Körpers zu achten, was gut für Sie ist und in welchen Mengen.

Die meisten Menschen essen nicht, um ihren Körper zu ernähren, sondern um Gefühle und Emotionen zu unterdrücken und andere zu erzeugen, wenn man sich einsam, gestresst oder traurig fühlt. Aber auch, um Spaß zu haben, nette Gespräche mit anderen zu führen oder das Gefühl zu haben sich etwas zu gönnen. In unserer Gesellschaft haben wir verlernt, was es bedeutet, seinen Körper zu ernähren, weil es fast nie um das Essen geht, sondern um Gefühle. Das ist auch der Grund, warum wir so vielen übergewichtigen Menschen begegnen. Wer aus emotionalen Gründen isst, war vorher in einem Mangelzustand. Und da der Körper einen Mangel nicht leiden kann, schützt er sich, indem er einen Teil der Nahrung umwandelt und einlagert. Heutzutage nennt man das einen schlechten Stoffwechsel. Tatsächlich ist es in der Regel die unbewusste Art der Nahrungsaufnahme.

Aus den drei Bausteinen Gedanken, Bewegung und Ernährung entsteht unsere Vitalität. Und diese ist der Nährboden für ein gesundes und starkes Selbstbewusstsein. Hinterfragen Sie sich doch einmal selbst, ob Sie sich so wichtig und ernst nehmen, wie sie förderlicher für Sie und Ihr Selbstbewusstsein wäre.

Sollten Sie sich dazu entschließen Ihre Gedanken, Ihre körperliche Betätigung oder die Ernährung umzustellen, dann gehen Sie nicht zu streng mit sich selbst vor. Es geht nicht darum, alles hundertprozentig zu machen, sondern überwiegend förderlich. Wenn Sie mal einen Burger essen, faul auf dem Sofa liegen oder sich über den Nachbarn aufregen, dann ist das völlig in Ordnung und normal. Wenn Sie zu achtzig Prozent einen gesunden Lebensstil haben, gehören Sie in jedem Fall zu den vitaleren Menschen in unserer Gesellschaft.

Reflexionsfragen:

Welche Gedanken habe ich, die mein Selbstbewusstsein noch blockieren?

____

____

____

____

____

____

Wie viel sollte ich mich bewegen oder sportlich betätigen, um vitaler zu sein und mich gleichzeitig dabei wohl zu fühlen?

____

____

____

____

____

____

Wie sollte eine gesunde, ausgewogene und achtsame Ernährung aussehen, damit ich vitaler werde und mich gleichzeitig wohl damit fühle?

____

____

____

____

____

2.2 Ängste, Schüchternheit, Nervosität und Lampenfieber überwinden

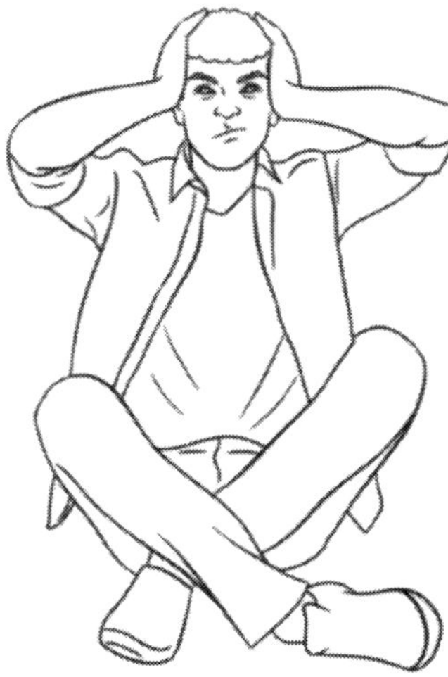

Wer kennt das nicht? Man steht vor neuen Herausforderungen und bekommt weiche Knie. Ängste, Schüchternheit, Nervosität und Lampenfieber machen sich breit. Früher habe ich mich auch davon beeindrucken lassen und manchmal Dinge nicht getan. Irgendwann erkannte ich jedoch, dass es ganz normale Gefühle sind, die auftreten, wenn man davor steht, Grenzen zu überschreiten oder seine Komfortzone zu verlassen. Das gehört einfach dazu.

Wenn Sie sich gelähmt oder zu sehr eingeschüchtert fühlen, machen Sie sich folgenden Spruch bewusst:

"Every Master was once a disaster."

Und es ist tatsächlich so. Jeder fängt irgendwann einmal mit etwas an. Und gut werden kann man nur, indem man beginnt und seine Grenzen sprengt. Gefühle von Unsicherheit sind dabei völlig normal. Ich erlebe immer wieder Menschen, die darauf warten, dass die unangenehmen Gefühle verschwinden. Dann erst planen sie loszulegen. Es funktioniert aber genau andersherum. Dadurch, dass man sich intensiv mit etwas beschäftigt, Fehler zulässt und über sich hinauswächst, verändern sich die Gefühle. Je öfter Sie das tun, desto schwächer werden diese Zustände, bei zukünftigen Herausforderungen.

Tut man etwas, das einem große Angst bereitet und stellt fest, dass es nichts zu befürchten gibt, erweitert sich die Komfortzone schlagartig. Wenn Ihnen das zu heikel ist, dann können Sie in kleinen Schritten vorwärtsgehen. Auch das ist möglich. Stehen zu bleiben und auf bessere Gefühle zu hoffen sind hingegen keine Option.

Hinterfragen Sie Ihre Glaubenssätze, Blockaden und gehen Sie nicht mit zu großen Erwartungen an etwas Neues heran. Sie müssen nicht alles perfekt machen. Auch müssen Sie niemandem etwas beweisen. Erkennen Sie Ihren Status Quo an und entwickeln sich mit Ihren Aufgaben und Hürden.

Manchmal glauben wir, dass andere uns auslachen, kritisieren oder nicht mehr mögen, weil wir etwas noch nicht können. In den meisten Fällen ist das jedoch völlig unbegründet. Jeder Mensch, der ein bisschen im Leben steht, weiß wie es ist, wenn man etwas Neues beginnt. Selbstwahrnehmung und Fremdwahrnehmung sind in diesen Fällen nicht selten sehr unterschiedlich. Andere sehen keinen Anlass für Kritik und selbst machen wir uns klein mit Hut. Aber auch, wenn wir in einem sehr kritischen Umfeld sind, sollte uns das nicht abschrecken. Es ist nur die Meinung der anderen. Solange Sie wissen, wer Sie sind, wo Sie stehen und was Sie können, brauchen Sie sich vor niemandem zu rechtfertigen.

Statistisch gesehen treten 95 Prozent der Befürchtungen eines Menschen niemals ein. Das bedeutet, wir haben viel zu viele Gedanken, die nicht förderlich sind. Zudem ist es für die Bewältigung neuer Herausforderungen nicht hilfreich, wenn man zu sehr in die Negativität abtaucht. Das sorgt eher dafür, dass es nachher nicht gut wird. Ängste lähmen und verbrauchen viel Energie. Man kann weniger gut handeln.

Betrachten Sie diese Gefühle als etwas Normales

und schenken ihnen einfach keine Aufmerksamkeit. Machen Sie Ihr Ding. Rufen Sie Begeisterung in sich hervor, dann verschwinden Angst, Nervosität und Lampenfieber von ganz alleine.

Sollten Sie an sich zweifeln, ist das der richtige Zeitpunkt diese Gedanken beiseite zu legen und zu handeln. Ich kenne viele Menschen, die sich einreden:

„Das ist nichts für mich. Das entspricht mir nicht."

Bei solchen Sätzen bin ich immer ganz vorsichtig. In den meisten Fällen steckt dahinter die Rechtfertigung dafür, etwas nicht zu tun. Ob Ihnen etwas entspricht oder nicht, können Sie erst wissen, sobald Sie es mal für mehrere Wochen oder Monate gemacht haben. Wenn ein Redner zwei Jahre lang die Bühnen des Landes besucht hat und dann feststellt, dass er mehr Freude daran hat Bücher zu schreiben, kann ich das eher nachvollziehen. Bevor man etwas noch nicht lange genug mit voller Begeisterung ausprobiert hat, sind Sätze wie: „Das ist nicht meins", nur Ausreden.

Reflexionsfragen:

Vor was habe ich Angst?

Mit was begründe ich meine Angst?

Welche Ausreden habe ich bisher in meinem Leben genutzt, um nicht loszulegen?

Wie werde ich meinen Ängsten in Zukunft begegnen?

2.3 Souverän in schwierigen Situationen

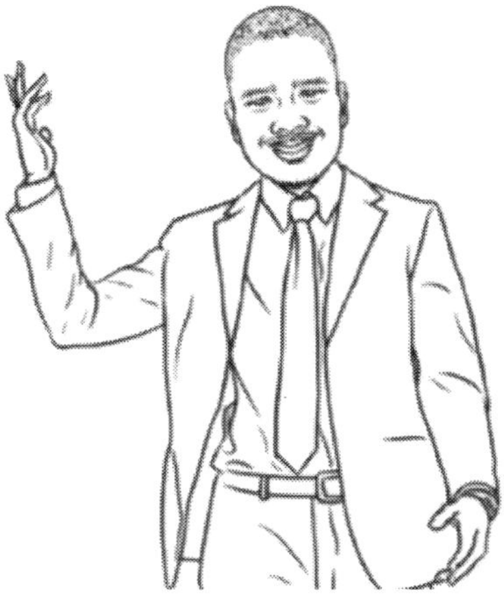

Oft sind es nicht nur Ängste oder andere negative Gefühle, die uns behindern. Manche Menschen sind vollkommen gelassen, möchten aber dennoch souveräner reagieren. Zum Beispiel, wenn sie kritisiert werden, unter Termindruck stehen oder sich gegen andere Meinungen durchsetzen wollen. Genau diese Situationen schauen wir uns jetzt einmal genauer an.

Der richtige Umgang mit Ablehnung und Kritik

Wenn man von anderen Menschen abgelehnt wird, kann das sehr verletzend sein und weh tun. Tatsächlich muss das aber gar nicht so sein. Dafür müssen wir uns die Bedeutung der Kritik oder der Ablehnung bewusst machen. Denn es kann unterschiedliche Gründe haben.
Stellen Sie sich also die Frage:

„Welche Intention hat mein Gegenüber?"

Verhält er sich einfach nicht sozial, weil er selbst verletzt oder emotional geladen ist? Spricht er nur seine persönlichen Vorlieben aus? Versucht er, seine eigenen Probleme unter den Teppich zu kehren? Oder möchte er mir wirklich helfen und mich in meiner Entwicklung fördern?

Ich selbst lasse mich gerne kritisieren. Jedoch nur von Menschen, die Freude daran haben, mich wachsen zu sehen. Ansonsten steht es niemandem zu. Ich bin nicht der Spielball von anderen. Daher fällt es mir auch sehr leicht, Kritik nicht persönlich zu nehmen. Es ist eher etwas Sachliches. Meint es jemand wirklich gut und ist an meiner Weiterentwicklung interessiert, kann es sehr hilfreich, wenn ich der Person zuhöre. Ansonsten stelle ich auf Durchzug.

Machen Sie sich bewusst, dass es immer Menschen geben wird, die einen nicht gut finden. Das sind aber persönliche Vorlieben. Kümmern Sie sich um diejenigen, die Sie mögen. Deren Feedback ist viel wertvoller. Und wenn Ihnen irgendetwas einmal wirklich nicht gut gelungen ist, dann gilt der Grundsatz:

„Einmal mehr aufstehen, als man hingefallen ist."

Emotionen in stressigen Situationen regulieren

Manchmal kommen wir ungewollt in Situation, die uns sehr stressen. Vom Termindruck, bis hin zu Krisen, ist dabei alles möglich. Doch wie verhält man sich in solchen Momenten richtig und wie kann man seine Emotionen kontrollieren?

Ich selbst bin ein absoluter Freund von Prävention. Das hilft dabei, dass schwierige Ereignisse sich gar nicht so stressig anfühlen. Daher macht es Sinn, sich regelmäßig mit Entspannungstechniken und ressourcenkräftigenden Methoden zu beschäftigen. Menschen, die viel für Ihren Ausgleich und die Entspannung tun, sind deutlich gelassener und reagieren erst gar nicht so extrem. Hören Sie ruhige Musik, meditieren Sie oder nutzen autogenes Training. Alles, was hilft, ist erlaubt.

Kommen Sie hingegen doch mal in eine Zone, in der Ihr Puls ungewollt steigt, empfehle ich Ihnen, sich in diesem Moment bewusst zu werden, welche Stärken Sie haben und dass Sie nicht Ihr negatives

Gefühl sind. Sie haben es zwar in diesem Moment, aber Sie sind es nicht. Ich empfehle meinen Klienten gerne, sich vorzustellen, dass sie wie mit einer fliegenden Drohne, die Situation von oben betrachten. Sie stellen sich dann einfach vor, Sie wären die Kamera und beobachten das Geschehen aus einer anderen Perspektive. Das unterstützt Ihre Wahrnehmung dabei, emotional aus dem Moment herauszugehen und sich zu sammeln. Gelingt Ihnen das nicht, kann es hilfreich sein tatsächlich aus der Situation rauszugehen und für Entspannung zu sorgen.

Wie Sie sehen, hängt sehr viel damit zusammen, wie wir etwas betrachten. Lassen Sie sich daher nicht stressen. Denn das hilft weder Ihnen noch sonst wem.

Sich in jeder Lage durchsetzen können

Gerade im beruflichen und privaten Bereich, kann es vorkommen, dass man sich durchsetzen muss. Wo viele Menschen zusammenkommen, gibt es unterschiedliche Sicht- und Betrachtungsweisen. Hat man den Eindruck, dass man mit seiner eigenen Idee den größtmöglichen Erfolg erzielt, ist es sinnvoll, diese zu vertreten.

Es gibt aber auch Menschen die ständig das Gefühl haben sich in jeder Lage durchsetzen zu müssen. Das kann sehr anstrengend werden. Sie manipulieren andere, um Recht zu bekommen. Selbstbewusst zu sein bedeutet nicht, dass es immer nach der eigenen Nase gehen muss. Es bedeutet vielmehr, sich zu reflektieren. Im Leben gibt es viele Situationen, bei denen es nicht darum geht, wer die beste Idee hat, sondern wie man die attraktivste Lösung für alle Beteiligten erzielt. Selbstbewusste Menschen zeigen Größe. Sie können sich durchsetzen, aber auch im richtigen Moment einen Schritt zurücktreten.

Wenn Sie sich durchsetzen möchten, steht im Vordergrund, dass Sie selbst überzeugt und begeistert sind von dem, was Sie sagen. Ihre Begeisterungsfähigkeit wird den Ausschlag dafür geben, ob Sie andere überzeugen können oder nicht. Bleiben Sie beharrlich bei Ihrer Meinung. Jeglicher Zweifel an der eigenen Idee wird sofort erkannt und entlarvt. Bleiben Sie jedoch ehrlich. Sollten Sie feststellen, dass Ihre Gesprächspartner auch gute Argumente haben, die Sie bisher nicht berücksichtigt haben, dann lassen Sie diese Gedanken zu. Es ist nicht verwerflich, seine Meinung zu wandeln oder zu erweitern.

Reflexionsfragen:

Für was wurde ich in meinem Leben bisher kritisiert?

Welche Intention hatte mein Gegenüber dabei möglicherweise?

Was habe ich jetzt rückwirkend daraus gelernt?

Welche Situationen haben mich in letzter Zeit gestresst?

Wie hätte ich besser darauf reagieren können?

In welchen Situationen hätte ich mich in der Vergangenheit besser durchsetzen können?

2.4 Mit dem ersten Eindruck punkten

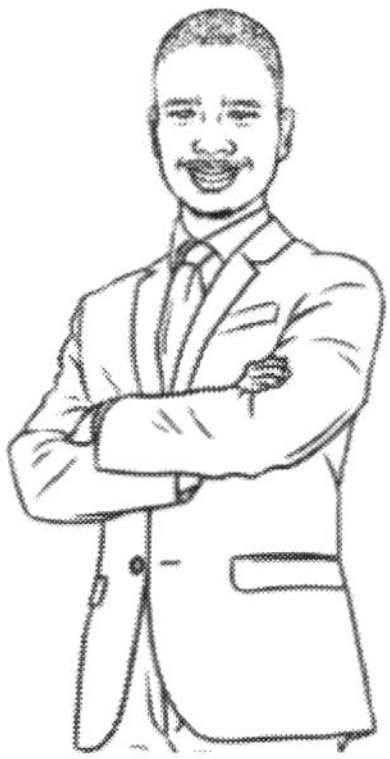

Die wichtigste Währung im Leben ist das Vertrauen. Um Menschen, wie mit einem Magneten anzuziehen, müssen wir genau das ausstrahlen. In einem Bruchteil einer Sekunde schätzen wir andere Menschen ein und werden auch von unserem Umfeld eingeschätzt. Der erste Eindruck entscheidet, ob man uns sympathisch oder unsympathisch findet. Viele Faktoren, wie Kleidung, Körpersprache und Stimme spielen dabei eine Rolle.

Bereits nach 0,25 Sekunden hat sich das menschliche Gehirn ein Bild von seinem Gegenüber gemacht. In den folgenden 7 Sekunden bildet sich der Mensch im Schnitt 10 weitere Meinungen über seinen Gesprächspartner. Und in den folgenden 10 Jahren werden Beweise dafür gesucht, dass diese Meinungen stimmen. Das gilt zumindest für die meisten Menschen. Daher stimmt auch in der Regel das Sprichwort:

„Es gibt keine zweite Chance für den ersten Eindruck."

Auch, wenn vieles nur unbewusst abläuft, nehmen Menschen eine Fülle an Faktoren in kurzer Zeit wahr. Hier ein paar Beispiele:

Äußeres:
Kleidung, Frisur, Brille, Körperform, Hände, Geruch, Bart, Schmuck

Körpersprache:
Lächeln, Mimik, Gestik, Augenkontakt, Gesichtsausdruck, Händedruck, Gangart

Sprache:
Tonlage, Modulation, bildhafte Sprache, Geschwindigkeit, Pausen

Besitztümer:
Auto, Tasche, Stift, Block, Uhr, Smartphone, Laptop

Auch, wenn viele sagen, dass es auf die inneren Werte ankommt und das Äußere nicht so wichtig ist, ist es im Alltag doch häufig anders. Das liegt daran, dass das menschliche Gehirn von dem ersten äußeren Eindruck auf das Innere schließt. Zudem macht es auch für einen selbst einen Unterschied, ob man schlecht oder gut gekleidet ist. Gerade Menschen mit weniger Selbstbewusstsein empfehle ich, dass sie sich bereits heute als der Mensch kleiden sollten, der sie in Zukunft sein wollen. Denn die Kleidung und das Aussehen spiegeln wider, was man sich selbst wert ist. Das klingt vielleicht etwas oberflächlich. Es hat jedoch eine enorme Wirkung. Es macht ein Unterschied, ob ein selbstbewusster Unternehmer in Jogginghose einkaufen geht, oder jemand, der einen schwächeren Selbstwert hat. Spüren Sie doch mal selbst in sich hinein. Fühlen Sie sich mit hochwertigen und passgenauen Klamotten etwas besser? Wenn dem so ist, dann tragen Sie diese. Tragen Sie immer etwas schickere Sachen, als Ihr Umfeld und Sie werden feststellen, dass man sich irgendwann an Ihnen orientiert. Wer selbstbewusst sein möchte, sollte auch so ausschauen, als könne er das.

Das Eis brechen durch Small Talk

Der erste Eindruck ist oft damit verbunden, dass man ein gemeinsames Gespräch eröffnet. Zum Beispiel auf einem Netzwerktreffen oder einem anderen

Anlass. Im Training mit meinen Klienten kommt häufiger die Frage auf, wie man ein solches Gespräch eröffnen kann. Vor allem dann, wenn man auf völlig unbekannte Personen trifft. Ich persönlich halte es immer sehr einfach. Ganz gleich, wer mir begegnet, ich lächele jeden freundlich an und sage „Hallo" oder „Guten Tag". Niemals spreche ich über kritische Themen, wie Politik. Auch bin ich kein Nachrichtensprecher, der Schreckensmeldungen verbreitet oder über das Wetter der nächsten Tage aufklärt. Am wohlsten fühle ich mich mit positiven Themen. Das kommt am besten bei anderen an. Gerne stelle ich auch viele Fragen, da mir ein aufrichtiges Kennenlernen sehr wichtig ist. Dadurch kommt man zügig von einer beginnenden Oberflächlichkeit in tiefe und interessante Gespräche. Zumal die meisten Menschen gerne von sich erzählen.

Sprechen Sie immer über etwas Positives, was eine Verbindung schafft. Sollte Ihnen nichts einfallen, dann suchen Sie sich irgendeinen Gegenstand aus dem Raum, in dem Sie sich befinden und beginnen darüber zu sprechen. Wenn Sie im Büro eines Geschäftspartners sind und dort hängen Bilder an der Wand oder Sie sehen eine Vitrine mit gesammelten Werken, dann haben Sie genug Themen, um ein Gespräch zu eröffnen. Stellen Sie Fragen und geben Sie Ihrem Gegenüber die Möglichkeit sich mitzuteilen.

Reflexionsfragen:

Wie kann ich den ersten Eindruck in Zukunft noch besser realisieren?

Wie kann ich in Zukunft noch sympathischer im Small Talk werden?

2.5 Den Körper sprechen lassen

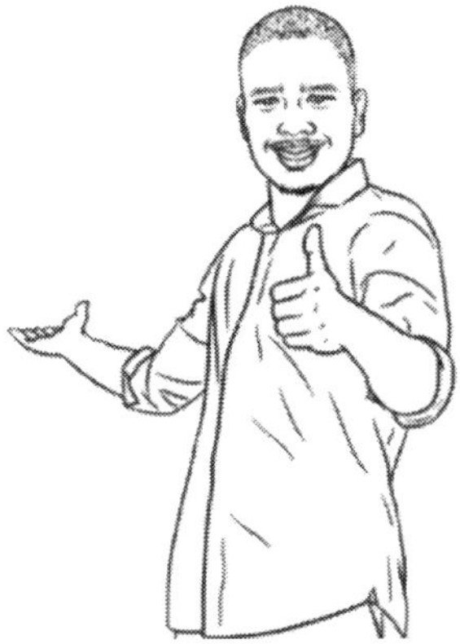

Über 80 Prozent der Kommunikation funktioniert nonverbal über die Körpersprache. Sämtliche Sinneseindrücke werden automatisch vom Gehirn verarbeitet und über den Körper wieder zum Ausdruck gebracht. Die innere Gefühlswelt beeinflusst somit die Körpersprache, aber auch umgekehrt. Das bedeutet, dass Sie über einen offeneren Körperausdruck auch Ihre Gefühle beeinflussen können.

Gerade bei Menschen, die ein geringes Selbstbewusstsein haben, erlebe ich es immer wieder, dass sie sich körpersprachlich sehr zurücknehmen. Das liegt oftmals daran, dass sie sich innerlich auch eher verschlossen fühlen. Um das zu lösen gibt es zwei Stellschrauben. Entweder Sie arbeiten am Gefühl, oder an der Körpersprache. Beides ist möglich.

Wenn jemand bei der telefonischen Seelsorge anruft und sich suizidal zeigt, bekommt er als aller Erstes gesagt, dass er die Hände nach oben strecken und in den Himmel schauen soll. Alleine dieser kleine Bewegungsablauf, sorgt bereits dafür, dass positivere Botenstoffe ausgeschüttet werden können und man etwas klarer denken kann. In so einem Fall sollte man das sicherlich immer einem Profi überlassen. Es zeigt jedoch, wie stark der Körper auf die eigenen Emotionen wirkt.

Erinnern Sie sich noch an das kleine Selbstexperiment, indem Sie sich ganz gelangweilt hingesetzt haben und dann wie ein Superheld aufgestanden sind und die Hände in den Hüften hatten? Wenn Sie das richtig ausgeführt haben, konnten sie feststellen, wie einfach es ist, seine Gefühlswelt über den Körper zu steuern.

Wenn Sie sich mutiger und selbstbewusster fühlen möchten, empfehle ich Ihnen eine deutlich offenere Körpersprache. Das bedeutet, dass Sie Arme und Beine möglichst wenig kreuzen, aufrechter gehen, die Schultern geradestellen und die Brust etwas weiter rausstrecken. Heben Sie den Kopf leicht und lächeln, so viel es Ihnen möglich ist. Öffnen Sie dabei Ihre Augen etwas weiter, als Sie es sonst tun. Das fühlt sich zu Beginn völlig überzogen an. Es wirkt jedoch nach einiger Zeit massiv auf Ihre Gedanken und Gefühle.

Stellen Sie sich auch mal vor einen Spiegel, schauen sich dabei in die Augen und grinsen sich selbst für ein bis zwei Minuten an. Atmen Sie dabei ganz ruhig und gelassen. Das wirkt wie ein Wunder auf das eigene Gemüt.

Über dieses Thema ließe sich sicherlich ein ganzes Buch schreiben. Doch Sie brauchen kein Körperspracheexperte zu werden, um sich selbstbewusster zu fühlen. Die wenigen Informationen, die ich Ihnen jetzt mitgegeben habe, reichen bereits vollkommen aus, damit Sie sich selbst umprogrammieren können. Auch hier gilt das Gesetz der Gewohnheit. Je öfter Sie das in Ihren Alltag integrieren, desto mehr festigt es sich. Und Sie werden sich deutlich selbstbewusster und mutiger fühlen.

Die Magie der Stimme

Rufus Beck ist Schauspieler und Sprecher der Harry-Potter-Hörbücher. Er sagte einmal:

„Die Stimme ist viel größer als die visuelle Erscheinung eines Menschen."

Vielleicht kennen Sie auch das Sprichwort: „Der Ton macht die Musik." Und das ist tatsächlich so.

Denn nur ein geringer Teil dessen, was wir sagen, wird tatsächlich über den Informationsgehalt bestimmt. Die Wirkung und Überzeugungskraft hingegen, kommt aus der Körpersprache und der Stimme. Es ist also wichtig, wie wir eine Information zum Ausdruck bringen. Wussten Sie, dass Menschen, mit einer tieferen Stimme, als der Durchschnitt, in der Regel erfolgreicher sind und mehr Geld verdienen?

Die Art, wie wir sprechen, ist mitverantwortlich dafür, wie sich unser Gegenüber fühlt. Wer geschickt mit seiner Stimme umgeht, kann die Gefühlswelt seiner Umgebung massiv beeinflussen.

Die wenigsten Menschen haben sich je in ihrem Leben aktiv mit der Stimmbildung beschäftigt. Sie glauben, dass sie eine feste Eigenschaft ist. Dem ist aber nicht so. Denn die Stimme ist trainierbar.

Haben Sie Lust auf ein kleines Experiment?

Um besser verstanden zu werden, ist es wichtig, deutlich zu sprechen. Schließlich sollen Gesprächspartner einem leicht folgen können. Sprechen Sie nun folgenden Satz 3-mal hintereinander aus.

„Eine christliche Pressesprecherin hat ein tschechisches Streichholzschächtelchen in der Tasche.“

Nehmen Sie nun einmal einen Stift längs in den Mund und halten ihn mit Ihren Zähnen fest. Sprechen Sie nun den gleichen Satz 10-mal hintereinander aus, während der Stift zwischen Ihren Zähnen bleibt. Das wird sehr anstrengend sein, hat jedoch einen wunderbaren Effekt.

Nun sprechen Sie den Satz noch 3-mal, ohne den Stift, aus. Wenn Sie alles richtig gemacht haben, sollten Sie bereits deutlich klarer und deutlicher sprechen.

Lust auf eine 2. Übung?

Legen Sie Ihre linke Hand einmal auf Ihren Brustkorb. Und nun Summen Sie in normaler Sprechlautstärke ein „mhm". Achten Sie dabei auf Ihr Gefühl. Gehen Sie mit der Tiefe des Summens weiter herunter. Aber so, dass Sie sich dabei noch sehr wohl fühlen. Summen Sie nun in dieser Tonhöhe für mindestens eine Minute.

Wenn Sie das gemacht haben, sprechen Sie langsam und deutlich in der Tonhöhe, die Sie beim Summen verwendet haben, die folgenden Sätze.

- *Mhm, das war ein wahres Meisterwerk.*
- *Mhm, ich mag meine Stimme.*
- *Mhm, mein Mund fühlt sich beim Sprechen ganz anders an.*
- *Mhm, ich mag es, wenn mein Brustkorb vibriert.*
- *Mhm, die meisten Menschen mögen mich.*

Spüren Sie den Unterschied, zu Ihrer normalen Sprechweise? Dies waren jetzt nur zwei Übungen aus einer Fülle an Möglichkeiten, die es noch gibt. Wenn Sie jedoch nur mit diesen beiden Techniken täglich arbeiten und Ihre Stimme kalibrieren, werden Sie bereits einen deutlichen Unterschied in ihrem eigenen Wohlbefinden und den Reaktionen der anderen Menschen spüren. Zudem steigert eine klarere und tiefere Sprechweise nachweislich das Selbstbewusstsein.

Reflexionsfragen:

Wie empfinde ich meine derzeitige Körpersprache und Stimme?

____

____

____

____

____

____

Wie kann ich meine Körpersprache und Stimme weiter optimieren?

2.6 Selbstbewusstsein im Job

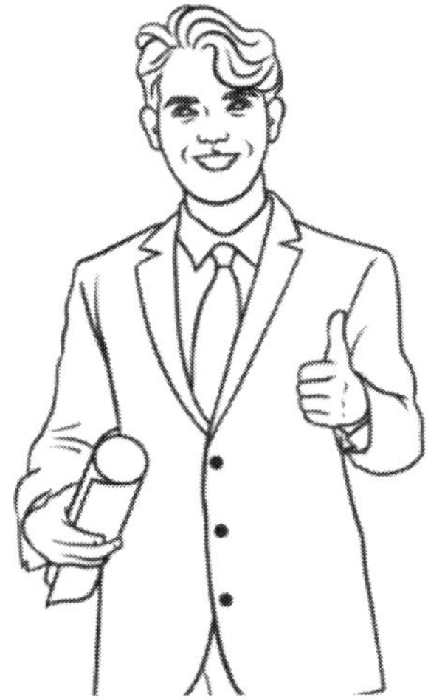

Wer in einem Angestelltenverhältnis tätig ist und dort nicht viele Freiheiten hat, stellt sich irgendwann vielleicht die Frage:

„Wie kann man in einem Beruf selbstbewusster werden, obwohl man alles vordiktiert bekommt?“

Die berufliche Rolle, die man einnimmt, hat aus meiner Sicht nichts mit dem Selbstbewusstsein zu tun. Wenn jemand einen Job hat, indem alles vorgegeben ist, kann man daraus nichts zur Persönlichkeit des Menschen ableiten. Jeder entscheidet schließlich selbst, wie er auf etwas reagiert. Für manche ist der Beruf eine Erfüllung und für andere ein reines Mittel, um den Lebensunterhalt zu sichern. Nichts davon ist besser oder schlechter. Selbstbewusst leben und handeln lässt es sich in beiden Szenarien.

Häufig ist es jedoch so, dass Menschen irgendwann feststellen, dass Ihnen Freiheit sehr wichtig ist. In einem festen Angestelltenverhältnis kann diesem Wunsch oftmals nicht hundertprozentig entsprochen werden. Wenn man dann acht Stunden am Tag gegen seinen eigenen Wert ankämpft, kann sich das sehr belastend anfühlen. Deshalb ist aber weder der Chef noch die Firma ein Problem. Das wäre eine falsche Projektion. Es ist immer die eigene innere Konfrontation. Wer ein anderes Leben führen möchte, kann dies nur durch eine Entscheidung tun. Jahrelang zu meckern wird nichts ändern. Entweder orientiert man sich um oder man findet einen geeigneten Kompromiss innerhalb des Unternehmens.

Nicht jeder ist in einer solchen Situation. Es gibt auch zahlreiche Unternehmer und Führungskräfte, die zufrieden mit Ihrem Job sind. Einige von Ihnen wünschen sich ebenso ein stärkeres Selbstbewusstsein. Schließlich brauchen sie das in ihrer Verantwortung. In diesen Positionen muss man sich ebenso selbst reflektieren und fragen, was einen blockiert. Warum ist man nicht so selbstbewusst? Oder warum wirkt man nicht so, wie man wirken möchte?
Ich empfehle an dieser Stelle immer gerne, sich

Feedback einzuholen und das Gespräch zu suchen. Vielleicht auch mit jemandem, der völlig neutral ist und keine vorgefertigte Meinung hat.

Aus meiner Sicht gehört es zu einer wirkungsvollen Führungskraft, dass man in der Lage ist seinen Mitarbeitern zeigen zu können, dass jede Meinung gehört wird und auch jeder seine Meinung haben darf. Die Zeiten der Diktatur sind schließlich lange vorbei. Natürlich lässt sich nicht jede Idee und Meinung umsetzen. Es sollte aber stets okay sein, wie die Mitarbeiter denken und fühlen. Um das zu realisieren, muss man es vorleben. Wir Menschen lernen nicht dadurch, dass man uns etwas sagt, sondern dadurch, dass man es uns aktiv vorlebt. Wenn Sie Unternehmer oder Führungskraft sind, dann ist es Ihre Aufgabe, sich selbstbewusst zu öffnen. Sprechen Sie über Ihre Gedanken, Wahrnehmungen und Gefühle. Greifen Sie niemanden an. Wenn etwas mal nicht so läuft, wie Sie es sich vorstellen, dann geben Sie dennoch ein wertschätzendes Feedback und sprechen die Thematiken sachlich an. Geben Sie anderen die Möglichkeit, sich zu verbessern und zu entwickeln. Denn nur so fördern Sie aktiv Ihre Mitarbeiter.

Ob Sie private oder persönliche Beziehungen führen. Es ist immer das Gleiche. Menschen haben unterschiedliche Bedürfnisse. Daher ist es gut, voneinander zu wissen, welche das sind. Nur so kann man diese berücksichtigen. Dafür muss man jedoch im Kopf flexibler werden.

Achten Sie dabei immer auf sich. Denn wenn es Ihnen gut geht, kann es auch anderen gut gehen. Machen Sie niemals andere dafür verantwortlich, wie es Ihnen geht. Denn es ist Ihre Verantwortung, wie Sie sich fühlen.

Reflexionsfragen:

An welchen Stellen habe ich mich in meinem Job bisher nicht so selbstbewusst gezeigt?

Wie kann ich in meinem Job noch selbstbewusster werden?

2.7 Die eigenen Grenzen kennenlernen

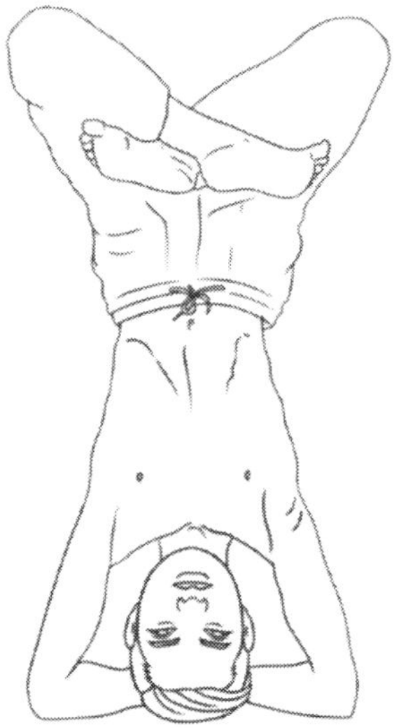

Selbstbewusst zu sein bedeutet sich selbst zu kennen. Dazu gehören auch die eigenen Grenzen. Sie können hilfreich sein, um sich weiterzuentwickeln. Es gibt aber auch Grenzen, die man nicht überschreiten sollte.

Je besser Sie sich kennen, desto authentischer können Sie sein. Versuchen Sie nicht, das hellste Licht auf Gottes Erdball zu sein. Haben Sie dennoch eine wohlwollende Einstellung zu sich selbst. Machen Sie sich frei von dem Gedanken, dass man immer in einem Spitzenzustand sein sollte. Das ist nicht möglich. Je selbstbewusster Sie das wahrnehmen, desto einfacher fällt es Ihnen Krisen, Schicksalsschläge und Misserfolge zu durchleben. Denn starke Menschen fallen nicht so tief. Sie haben entsprechende Referenzerlebnisse, die Ihnen mentale Kraft spenden. Sollten Sie diese noch nicht haben, dann bauen Sie sie auf. Schritt für Schritt.

An den eigenen Grenzen muss man immer wählen. Entweder Sie gehen weiter oder Sie entscheiden sich, dass Ihnen der Preis dafür zu hoch ist und kehren um. Manchmal lohnt es sich weiterzugehen und manchmal eben nicht. Es liegt an Ihnen.

Reflexionsfragen:

Welche Grenzen habe ich in meinem Leben?

___

___

___

___

___

___

Welche dieser Grenzen möchte ich überschreiten?

___

___

___

___

___

Welche Grenzen werde ich nicht überschreiten?

2.8 Das verlorene Selbstbewusstsein zurückerobern

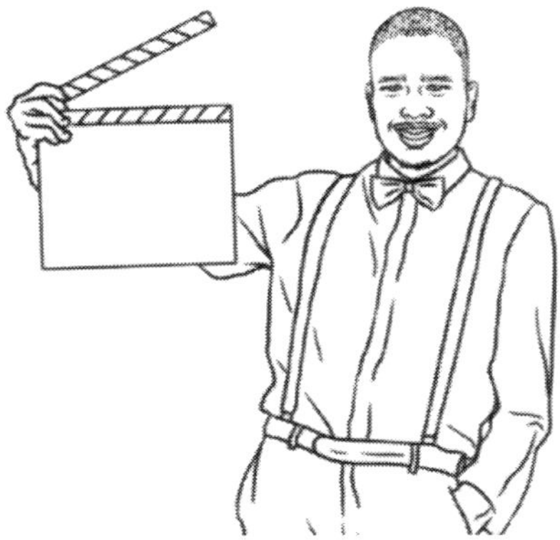

Das Leben ist nie konstant. Wir machen im Leben immer verschiedene Phasen durch. Das bedeutet, dass auch ein sehr selbstbewusster Mensch irgendwann an den Punkt kommen kann, an dem er hinterfragt, ob das alles noch richtig ist für die nächsten Jahre. Diese Fragestellung kann dazu führen, dass man sich auf einmal nicht mehr so selbstbewusst fühlt.

Hat man jedoch durch seine Persönlichkeitsentwicklung einmal einen gewissen Selbstbewusstseinsstand erreicht, kann man auch in schwächeren Phasen deutlich stärker agieren und bei einer kompletten Wandlung auch auf einem viel höheren Level wieder einsteigen. Wer sich bewusst ist, dass es keine Konstanz gibt, sondern das Leben ein schwankender Prozess ist, wird sich auch nicht so schnell unterkriegen lassen. Diese Person weiß, dass er dort einfach hindurchgehen muss und gestärkt daraus hervorgehen wird. Sie akzeptieren also eine kurzzeitige Schwächung.

Selbstbewusste Persönlichkeiten stellen sich nie die Frage, in welcher schwierigen Situation sie sich gerade befinden. Auch, wenn sie sich gerade schlecht fühlen. Sie denken darüber nach, wie sie das Beste daraus machen. Und genau das empfehle ich Ihnen auch.

Reflexionsfragen:

Welche Schwankungen habe ich bereits in meinem Leben erlebt?

____

____

____

____

____

____

An welchen Stellen in meinem Leben könnte ich mich weniger mit den Ursachen beschäftigen und mehr damit, das Beste daraus zu machen?

Teil 3 – Der mentale Methodenkoffer

Damit Sie für sämtliche mentale Hürden und Herausforderungen gewappnet sind, erhalten Sie nun meinen mentalen Methodenkoffer. Die folgenden Techniken können Ihnen helfen, sich so umzuprogrammieren, dass Sie Gedanken, Gefühle und Emotionen in Zukunft nicht mehr belasten. Mit diesen Tools gehen Sie den Weg weiter in Richtung maximalem Selbstvertrauen.

3.1 Affirmationen

Affirmationen oder Autosuggestionen sind Botschaften, mit denen Sie Ihr Unterbewusstsein dauerhaft verändern können. Sie lenken damit Ihre Aufmerksamkeit gezielt auf etwas Positives. Damit beeinflussen Sie sich selbst und können unliebsame Gedanken, Gefühle und Emotionen langfristig gegen etwas Förderlicheres austauschen.

Damit Ihnen das gelingt, geben Sie sich dafür selbst regelmäßig Botschaften. Diese wiederholen Sie dann, sodass sie irgendwann zu einer neuen Denkgewohnheit werden. Vielleicht haben Sie schon mal ein Musikstück häufig hintereinander gehört und bemerkten irgendwann, dass Sie es danach die ganze Zeit im Kopf haben, als würde es weiterlaufen. Das nennt man einen Ohrwurm. Das gleiche Prinzip verwendet man bei den Autosuggestionen. Sie sprechen regelmäßig positive Botschaften aus und nach einiger Zeit stellt sich ein Automatismus ein. Die Gedanken verfestigen sich und Sie können auf dieser Basis Ihre Wahrnehmung, Gefühle und Verhaltensweisen deutlich einfacher verändern. Sie geben Ihrem Unterbewusstsein einen klaren Auftrag. Tatsächlich klingt es nicht nur simpel. Es ist nämlich so einfach, dass viele Menschen nicht glauben können, dadurch eine Veränderung zu erzielen. Warum sollte es den schwer sein? Das macht keinen Sinn.

Damit Ihnen die Arbeit mit den Botschaften gut von der Hand geht, sollten Sie ein paar wenige Punkte beachten:

- Die Botschaft muss sich stimmig für Sie anfühlen.
- Die Botschaft sollte der Wahrheit entsprechen.
- Die Botschaft muss klar und verständlich sein.
- Die Botschaft sollte in der Ich vorm formuliert sein
- Die Botschaft sollte in der Gegenwartsform formuliert werden.
- Die Botschaft sollte etwas Erreichbares verkörpern, was Sie aktuell noch nicht haben, jedoch realistisch mit Einsatz erreichen können.
- Sie müssen die Botschaft mit einer starken Gefühlsintensität aussprechen.

- Die Botschaft sollte Sie selbst motivieren.
- Sie müssen die Botschaft täglich mehrmals für circa fünf Minuten aussprechen.
- Nutzen Sie eine Botschaft immer mindestens für einen Zeitraum von drei bis vier Wochen.

Ich habe die Erfahrung gemacht, dass der Effekt noch besser ist, wenn man sich dabei vor einen Spiegel stellt und sich tief in die Augen schaut. Wenn Sie das noch nie gemacht haben, kann es sein, dass es sich unangenehm anfühlt. Lassen Sie sich davon aber nicht beeindrucken. Je öfter Sie diesen Vorgang wiederholen, desto leichter geht es Ihnen von der Hand. Manche Menschen werden auch so stark mit sich selbst konfrontiert, dass sie sich lächerlich beim Sprechen der Botschaften fühlen. Auch das ist normal. Aus meiner Sicht ist es jedoch nur ein Zeichen dafür, dass man noch sehr viel Potential in sich trägt. Viel lächerlicher wäre es, diese Technik nicht zu nutzen. Denn einfacher kann man sich selbst kaum umprogrammieren. Ich kenne viele erfolgreiche Unternehmer und Sportler, die seit Jahren täglich ihre Autosuggestionen sprechen. Sie würden es nicht tun, wenn es sie nicht so massiv beeinflussen würde. Was halten Sie davon, das Ganze selbst einmal auszuprobieren?

Nehmen Sie doch mal die von mir vorgefertigten Botschaften und sprechen diese nacheinander für fünf Minuten mit einer kraftvollen und energiegeladenen Stimme aus:

- *Immer wenn ich Sport gemacht habe, fühle ich mich Vital und ausgeglichen.*
- *Wenn ich etwas Erfolgreiches geleistet habe, spüre ich, wie viel Potential in mir steckt.*
- *Immer wenn ich mir selbst etwas Gutes tue, spüre ich, wie viel ich mir selbst wert bin.*
- *Wenn ich tief, ruhig und entspannt atme, wird mir bewusst, wie souverän ich sein kann.*
- *Ich bin selbstbewusst, mutig und stark, wenn ich Grenzen sprenge.*
- *Ich mag mich selbst, wenn ich mich akzeptiere, wie ich bin.*
- *Ich kann wunderbar mit Ablehnung umgehen, wenn ich emphatisch anderen gegenüber bin.*
- *Ich bin energiegeladen und motiviert, wenn ich mir selbst Anerkennung schenke.*
- *Ich gebe mein Bestes dafür, dass mein Selbstbewusstsein von Tag zu Tag stärker wird.*

Wie haben Sie sich dabei gefühlt? Haben Sie einen Unterschied zu vorher bemerkt?
Bei den Autosuggestionen ist es wie beim Training für einen Marathon. Wenn Sie einmal in den Wald

gehen und fünf Kilometer joggen, werden Sie nicht fit genug für die lange Distanz sein. Trainieren Sie jedoch über ein Jahr und erhöhen regelmäßig die Strecke, werden Sie fitter und erhalten mehr Ausdauer. Alles im Leben ist ein Marathon. Erwarten Sie also nicht, dass sich sofort Ihre gesamte Gedanken- und Gefühlsstruktur verändert. Entwickeln Sie Ihre eigenen Botschaften. Machen Sie ein festes Ritual daraus. Und bleiben Sie dran. Setzen Sie sich dabei nicht zu sehr unter Druck. Verwenden Sie zu Beginn maximal drei wirksame Botschaften und nutzen diese, bis sich eine automatische Wirkung einstellt. Erst dann beschäftigen Sie sich mit den Nächsten.

Reflexionsfragen:

Welche Botschaften habe ich als Kind immer wieder hören müssen, die mir nicht gutgetan haben?

____

____

____

____

____

____

Welche Botschaften habe ich als Kind immer wieder gehört, die mich motiviert haben?

____

____

____

____

____

____

Welche drei Botschaften möchte ich mir für die nächsten drei Wochen täglich selbst geben?

____

____

____

____

____

____

Welche 10 Botschaften möchte ich mir danach regelmäßig selbst geben?

____

____

____

____

____

____

3.2 Vision-Wall

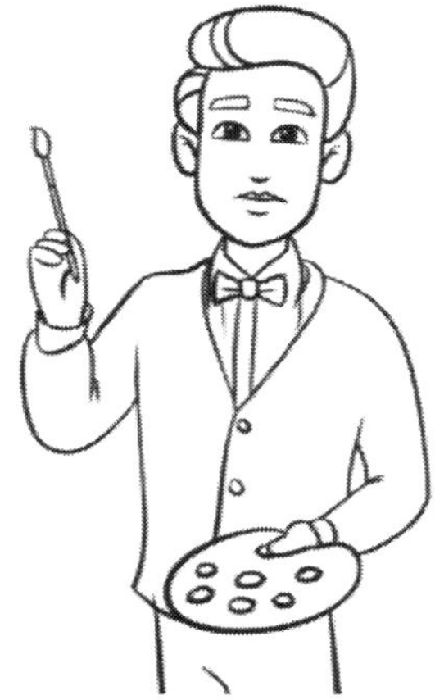

Vielleicht haben Sie schon mal von einer Vision-Wall oder einem Vision-Board gehört. Für das Selbstbewusstsein ist es sehr wichtig, einen Sinn im Leben zu haben und diesen auch zu verwirklichen. Nur wer weiß, wer er ist und was er wirklich will, kann ein großes und starkes Gefühl zu sich selbst aufbauen.

Doch wie kann man seine Wünsche, Träume und Ziele verwirklichen? Und vor allem, wie kann man Sie in einem stressigen Alltag nicht aus dem Auge verlieren? Viele Menschen haben wundervolle Ideen und Ziele. Sie schaffen es jedoch nicht sie zu realisieren. Gründe dafür gibt viele.

Aus meiner Sicht ist eines der kraftvollsten Werkzeuge die Vision-Wall. Sie unterstützt einen dabei seine Ziele tief im Unterbewusstsein zu verankern. So ist es viel leichter, sich nicht ablenken zu lassen und selbstbewusst die richtigen Entscheidungen zu treffen. Aber was ist denn nun eine Vision-Wall?

Es handelt sich dabei um eine Collage mit Bildern, Merksätzen und Affirmationen, die sämtliche Ziele widerspiegeln und motivieren. Sie können eine solche Vision-Wall ganz einfach selbst erstellen.

1. Definieren Sie Ihre Ziele

Schreiben Sie sich Ihre kurzfristigen, mittelfristigen und langfristigen Ziele in allen Lebensbereichen auf. Diese Sammlung kann sehr vielfältig sein. Zum Beispiel, was Sie noch erleben oder lernen möchten. Welche materiellen Wünsche Sie sich erfüllen wollen. Welche körperlichen oder gesundheitlichen Ziele Sie haben. Was Sie in Ihrer Partnerschaft erleben oder erreichen möchten. Seien Sie kreativ und entwerfen anhand Ihrer Ziele ein komplettes Lebenskonzept.

2. Sammeln Sie Bilder, Merksätze und Affirmationen

Nun beschaffen Sie sich Bilder, Merksätze und Affirmationen, die Ihre Ziele widerspiegeln. Nehmen Sie sich für diesen Part ausreichend Zeit, denn schließlich möchten Sie Ihre Vision-Wall nicht jede

Woche wieder abändern.

3. Erstellen Sie die Vision-Wall

Überlegen Sie sich nun, in welchem Format Sie die Vision-Wall gestalten möchten. Soll es in Ihrem Büro oder Wohnzimmer an der Wand hängen? Hätten Sie lieber eine digitale Collage? Oder vielleicht ein motivierendes Video? In der heutigen Zeit ist alles möglich. Ganz gleich, für welche Variante Sie sich entscheiden, nehmen Sie Ihre Bilder, Merksätze und Affirmationen und ordnen Sie sinnvoll an. Entweder alles auf einer Seite oder auf mehreren. Ganz wie Sie möchten. Wenn sie eine physische Vision-Wall erstellen, nehmen Sie eine Schere, Klebstoff und farbige Stifte. Bei einer digitalen Variante setzen Sie sich an den Computer und legen los.

Gestalten Sie nun Ihre persönliche Vision-Wall. Kleben Sie für Sie Bilder auf die Collage, die für Sie eine magische Anziehungskraft in Hinblick auf das jeweilige Ziel auslösen. Notieren Sie darunter einen Satz in der Gegenwartsform und fügen Sie ggf. ein Datum ein, an dem Sie das Ziel erreicht haben.

4. Schauen Sie sich täglich Ihre Vision-Wall an und fühlen sich ein.

Der kreative Prozess ist das eine. Jetzt geht es aber auch darum, sich täglich in Ihre Wünsche, Träume und Ziele einzufühlen. Dabei ist alles erlaubt, was

Ihnen hilft. Stellen Sie sich zum Beispiel täglich vor Ihre Vision-Wall und gehen jedes einzelne Ziel durch. Stellen Sie sich vor, wie Sie es bereits erreicht haben, sprechen Ihre Merksätze und Affirmationen dazu laut aus. Haben Sie alles digital, dann holen Sie Ihr Smartphone raus und tun das gleiche. Ebenso beim Video.

Nun haben Sie eine perfekte Anleitung. Füllen müssen Sie natürlich alles selbst, da ich nicht weiß, was Ihnen im Leben wichtig ist. Wenn Sie die physikalische Variante nutzen, hängen Sie ihre Vision-Wall an einem Platz auf, an dem Sie sich regelmäßig aufhalten. So nimmt Ihr Unterbewusstsein stetig die Informationen auf und richtet Ihren inneren Kompass darauf aus. Weiterhin können Sie ein Ziel, sobald Sie es erreicht haben, von der Vision-Wall runternehmen und das Bild in Ihr Erfolgstagebuch einkleben. Aus Erfahrung kann ich Ihnen versichern: Das wirkt magisch anziehend und generiert einen Sog, mit Lust nach mehr. Den freien Platz können Sie mit einem neuen Ziel befüllen oder erst einmal frei lassen. Vertrauen Sie Ihrem Gefühl.

Reflexionsfragen:

Welche Wünsche, Träume und Ziele habe ich?

Welches Format für eine Vision-Wall möchte ich verwenden?

3.3 Zielvisualisierung

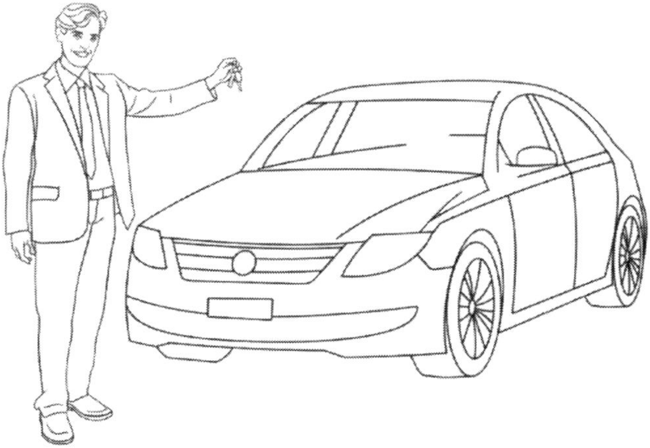

Bei der Vision-Wall haben Sie möglicherweise bereits erkannt, wie wichtig es ist sich seine Ziele immer wieder bewusst zu machen und das Unterbewusstsein darauf zu trainieren. Sie können zusätzlich oder alternativ mit der Zielvisualisierung arbeiten. Dabei arbeiten Sie vollkommen mental und nutzen Ihr bildhaftes Vorstellungsvermögen.

Bei der Formulierung Ihrer Wünsche, Träume und Ziele ist es im Zusammenhang mit dieser Technik wichtig, dass Sie Ihre Wahrnehmungskanäle ansprechen. Sie müssen es also imaginär sehen, hören, spüren, riechen oder schmecken können.

Die Zielvisualisierung ist wie eine kleine Gedankenreise. Das bedeutet, dass Sie dabei bitte Ihre Augen schließen und sich vorstellen, wie es sich anfühlen wird, auf dem Weg zum Ziel zu sein. Sie erledigen alle anstehenden Aufgaben, räumen Hindernisse aus dem Weg und gehen ganz konsequent in die richtige Richtung. Irgendwann stellen Sie fest, dass es nicht mehr weit ist und Sie in wenigen Augenblicken ankommen. Wie fühlt sich das für Sie an?

Dann stellen Sie sich vor, wie Sie gerade an Ihrem Ziel ankommen. Lassen Sie die Szene, wie in einem Film, vor Ihrem geistigen Auge, abspielen. Genießen Sie diesen Augenblick für eine Weile.

Danach gehen Sie gedanklich einen Schritt weiter. Wie wird es nach der Zielerreichung sein? Was tun Sie da? Wie fühlt es sich an? Genießen Sie diesen Zustand für ein paar Minuten. Danach nehmen Sie das gute Gefühl wieder mit in den augenblicklichen Moment und öffnen Ihre Augen.

Wenn Sie gefühlsmäßig richtig mitgehen konnten, dürften Sie sich nun deutlich motivierter und energiegeladener fühlen. Dadurch, dass Sie diesen Visualisierungsprozess sehr häufig wiederholen, wird Ihr mentales Navigationssystem auf die Erreichung Ihrer Ziele programmiert. Selbstverständlich müssen Sie immer noch den erforderlichen Weg gehen. Dadurch, dass Ihr Gehirn jedoch den Weg bereits mental mehrfach gegangen ist, wird es wesentlich leichter werden. Wiederholen Sie Ihren Zielefilm in Gedanken regelmäßig und mit maximaler Intensität an positiven Gefühlen. Stellen Sie sich vor, Sie haben Ihr Ziel bereits erreicht und saugen Sie alle Eindrücke auf. Genießen Sie Ihren idealen Erfolgsmoment!

Ein kleiner Expertentipp noch am Rande. Ich selbst spreche mir gerne solche Abläufe in eine kleine geführte Audiodatei ein. So muss ich mich nicht auf den Ablauf konzentrieren und kann einfach der Stimme folgen, die aus meinen Kopfhörern kommt. Das muss auch keine professionelle Aufnahme sein. Es reicht, wenn Sie es über Ihr Smartphone so einsprechen, dass Sie gut damit arbeiten können.

Reflexionsfragen:

Wie lautet meine Zielformulierung für meine Visualisierung, in der die Wahrnehmungskanäle „Sehen, Hören, Fühlen, Schmecken und Riechen" eingearbeitet sind?

____

____

____

____

____

____

____

Welche Erfahrungen habe ich mit der Zielvisualisierung gemacht?

3.4 Erfolgstagebuch

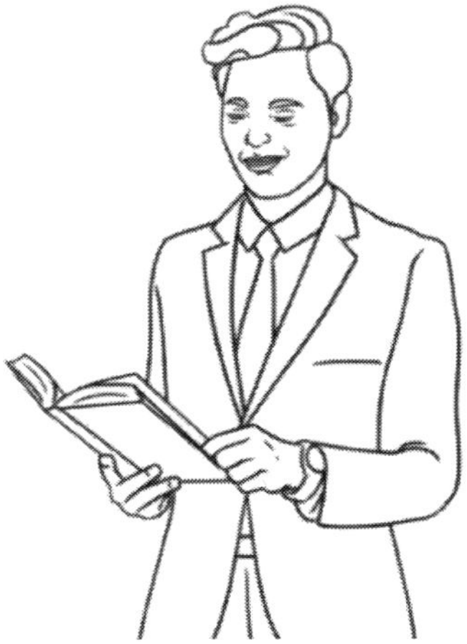

Vielleicht haben Sie auch schon mal ein Tagebuch geschrieben oder kennen jemanden, der das regelmäßig tut. Wussten Sie eigentlich, dass Schreiben eine sehr selbstreflektierende und bewusstseinssteigernde Wirkung haben kann? Es kosten nicht viel Zeit. Man ruft sich nochmal die Erlebnisse des Tages ins Bewusstsein und erhält Klarheit über seine Gefühle. Zehn bis fünfzehn Minuten am Abend sind vollkommen ausreichend. Sie können dafür ein einfaches und günstiges Notizbuch nehmen. Manche mögen es frei etwas aufzuschreiben. Ich empfehle Ihnen jedoch eine feste Struktur von Fragen, damit sich Ihr Unterbewusstsein an diesen Ablauf gewöhnen kann. Stellen Sie sich zum Beispiel jeden Abend die Frage, für was Sie an diesem Tag dankbar sind, erhalten Sie im Laufe der Zeit einen neuen Fokus. Sie entdecken automatisch mehr Dinge im Alltag, für die Sie dankbar sind. Zu Beginn kann es einem schwer fallen, solche Fragen zu beantworten. Daran erkennt man, dass man unbewusst einen anderen Fokus hatte. Mit den richtigen Fragen programmieren Sie Ihre Gedanken und Gefühle um. Nun fragen Sie sich sicherlich, welche Struktur, denn sinnvoll wäre. Tatsächlich gibt es dafür kein Patentrezept. Ich unterscheide immer zwischen förderlichen Fragen und nicht förderlichen Fragen. Mir selbst helfen Fragen, die positive Gefühle auslösen und mein Selbstvertrauen steigern und mir motivierende Erkenntnisse bringen. Von negativen Fragen sehe ich grundsätzlich ab.

Hier ein paar Beispiele:

- Für was bin ich heute dankbar?
- Welche Situationen habe ich heute genossen?
- Welche Erfolge habe ich heute erzielt?
- Wem habe ich heute eine Freude gemacht?
- Was habe ich mir selbst heute Gutes getan?
- In welchen Momenten habe ich die Liebe zu mir selbst gespürt?
- Was habe ich heute gelernt?

- Welche Situationen kann ich ab morgen besser machen?
- In welchen Momenten kann ich mir in Zukunft noch mehr Selbstliebe schenken?

Durch die Beantwortung dieser Fragen am Abend, machen Sie unbewusste Erlebnisse bewusst. Das schult Ihr Selbstbewusstsein und bereitet Sie Schritt für Schritt auf eine schönere Zukunft vor. Es geht nicht darum, dass Sie am Abend etwas verändern oder transformieren, sondern nur darum Bewusstsein zu schaffen. Wenn Sie das über mehrere Wochen oder Monate machen, werden Sie feststellen, dass Sie viel klarer denken, entscheiden und handeln können. Dadurch, dass Sie sich immer wieder an positive Erlebnisse und die Liebe zu sich selbst erinnern, erhalten Sie einen glücklicheren Fokus. Probieren Sie es doch mal für drei bis sechs Monate aus.

Reflexionsfragen:

Wie könnte die Struktur in meinem Erfolgstagebuch aussehen?

Wie viele Fragen möchte ich regelmäßig beantworten?

Welche Fragen möchte ich mir regelmäßig beantworten?

Über welchen Zeitraum werde ich das Erfolgstagebuch einmal konsequent testen?

3.5 Modelling of Excellence

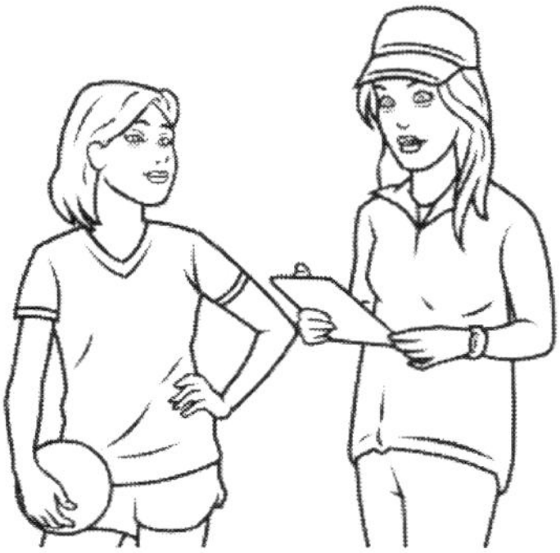

Vielleicht haben Sie schon mal von der Begrifflichkeit „Modelling of Excellence" gehört. Diese stammt aus dem Neuro-Linguistischem Programmieren. Dabei geht es darum sich erfolgreiches Verhalten von anderen Menschen abzuschauen und für sich selbst zu übernehmen. Man lernt gezielt von den Menschen, die bereits erreicht haben, was man selbst erreichen möchte. Es ist aus meiner Sicht die einfachste und effektivste Methode, um zu lernen.

Vielleicht fragen Sie sich, warum es dann nicht jeder macht. Das ist ganz einfach. Weil man es uns verboten hat. Als kleine Kinder haben wir ständig etwas von unserem Umfeld abgeschaut. So haben wir Laufen, Sprechen und Fahrradfahren gelernt. Spätestens in der Schule hat man uns eingetrichtert, dass es nicht in Ordnung ist, wenn man von anderen abschaut. Auch, wenn der Hintergrund ein anderer war, hat das Unterbewusstsein der meisten Menschen diese Regel für allgemeingültig erklärt. Verrückt oder?

Wenn es um das Selbstbewusstsein und das Selbstvertrauen geht, kann uns „Modelling of Excellence“ jedoch sehr gut helfen. Sie müssen nichts neu erfinden. Sie können den Beschleunigungsmodus aktivieren, indem Sie sich die Menschen anschauen, die bereits sehr selbstbewusst sind. Beobachten Sie, wie sich diese Menschen verhalten, wie ihre Körperhaltung ist, wie sie sprechen, was sie denken und welche Wirkung sie auf andere haben. Dann kopieren Sie alle Punkte und verhalten sich genauso, bis es zu einer Gewohnheit geworden ist. Im Anschluss verfeinern Sie alle Faktoren so, dass sie ideal zu Ihnen passen.

Als ich mich entschied Coach und Businesstrainer zu werden, war dies zunächst erstmal ein Entschluss. Mir fehlten jedoch noch diverse Fähigkeiten. Eine davon war es souverän vor Menschen eine mitreißende Rede zu halten. Also schaute ich mir genau an, wie die größten Redner unserer Zeit das machten. Ich analysierte ihre Körperhaltung, die Sprechgeschwindigkeit, die Aussprache, die Tonalität und wie sie einen Vortrag aufbauten. Zunächst habe ich deren Vorträge alleine Zuhause vor der Kamera exakt nachgesprochen. Als ich dann immer sicherer und souveräner wurde, habe ich meine eigenen Vorträge und meinen eigenen Stil entwickelt. Zu Beginn war das sehr herausfordernd. Doch mit jedem Training wurde es leichter. Vielleicht gehöre ich heute immer noch nicht zu den Top-10 Rednern. Das war auch nie mein Ziel. Dennoch habe ich mich so gut entwickelt, dass ich in meinen Gebieten eine angesehene Kapazität geworden bin.

Und genau darum geht. Sie sollen nicht unauthentisch etwas kopieren, sondern erfolgreiches Verhalten kopieren und nachdem Sie sicher sind so abwandeln, dass es exakt zu Ihnen passt. Aus meiner Sicht ist „Modelling of Excellence" eine der effektivsten Methoden, wenn es um das Lernen geht.

Reflexionsfragen:

Welche Verhaltensweisen habe ich in meiner Kindheit von anderen Menschen übernommen?

Welche Vorbilder kann ich mir nehmen, um mehr Selbstbewusstsein zu entwickeln?

Welche Verhaltensweisen inspirieren mich ganz besonders von meinen Vorbildern?

3.6 Hypnose

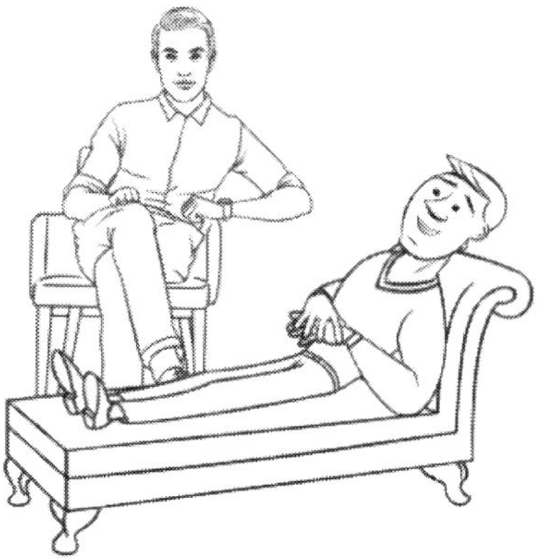

Vor einigen Jahren noch glaubten viele Menschen, dass Hypnose etwas Mysteriöses ist. Heute ist es eine der gängigsten Methoden in der Persönlichkeitsentwicklung und Psychotherapie. Ich selbst bin in diesem Bereich international ausgebildet und kann Ihnen daher genau verraten, warum Hypnose so beliebt und effektiv ist.

Zunächst sollten wir aber erstmal alle Gedanken beiseitelegen, die in den Medien fälschlicherweise oft dargestellt werden. Sicherlich sind Showhypnosen sehr interessant anzusehen. Vor allem, wenn Menschen scheinbar die gesamte Kontrolle über sich verlieren und exakt das befolgen, was der Hypnotiseur sagt. Man bekommt dabei jedoch eher den Eindruck, dass es sich um Manipulation handelt. In Wirklichkeit ist das nicht so. Man kann niemanden hypnotisieren, wenn er das nicht will und man kann ebenso niemanden dazu bewegen, etwas zu tun, was diese Person nicht möchte. Es ist auch nicht so, dass man während der Hypnose schläft oder weg ist. Sicherlich gibt es sehr tiefe Trancezustände, die man erreichen kann. Auch passiert es, dass sich Klienten nicht exakt an alles erinnern können, was während der Hypnose passierte. Das ist aber kein Grund zur Sorge, sondern eher ein Zeichen dafür, dass man maximal entspannt gewesen ist. Tatsächlich ist es auch nicht so, dass der Hypnotiseur etwas mit einem macht, sondern er leitet nur an und der Klient begibt sich selbst in den Trancezustand. Es handelt sich also um einen ganz normalen menschlichen Zustand, den wir in der Persönlichkeitsentwicklung nutzen, um leichter an das Unterbewusstsein zu kommen. Nichts daran ist mystisch oder mysteriös.

Wenn Sie mein Klient wären, dann würde ich Sie anleiten, sodass Sie in einen Zustand der fokussierten Aufmerksamkeit kommen und einen besseren Zugriff auf Ihr bildhaftes Vorstellungsvermögen haben. Sie kennen dies bestimmt aus anderen Situationen, in denen Sie in Gedanken versinken und um sich herum nichts mehr mitbekommen. In diesem Zustand wird das Unterbewusstsein präsenter und wir haben einen leichteren Zugriff darauf. So können wir einfacher Ursachen analysieren und Veränderungen vornehmen. Natürlich nur diejenigen, für die Sie sich aktiv entscheiden. Das Spannende an der hypnotischen Arbeit ist, dass das Gehirn nicht zwischen Realität und Vorstellung unterscheidet. Das bedeutet, Sie können mental wichtige Erfahrungen machen und Ihr Gehirn bewertet sie als real und speichert sie ab. So kann man belastende Erinnerungen wunderbar auflösen.

Im Bereich der Hypnose stehen Ihnen drei verschiedene Möglichkeiten zur Auswahl. Sie können zu einem professionellen Hypnosetherapeuten gehen, der sein Fach versteht. Dieser wird Sie durch den Prozess begleiten und an Ihrem Wunschziel mit Ihnen arbeiten. Sie können aber auch eine Selbsthypnose durchführen. Das erfordert etwas Training, ist aber durchaus eine wundervolle Möglichkeit. Etwas einfacher hingegen wäre eine aufgenommene Hypnoseanleitung von einem Profi. Auf dem Markt gibt es viele verschiedene Angebote. Schauen Sie sich dazu gerne mal um. Mit einem solchen Programm haben Sie die Möglichkeit der Wiederholung und Sie müssen sich nicht zu sehr damit beschäftigen, sich ohne Hilfe in die Hypnose zu bringen. Sie folgen einfach der Audiodatei. Achten Sie aber unbedingt darauf, dass Sie ein qualitativ hochwertiges Produkt erwerben. Sparen Sie dabei nicht. Denn es gibt auch viele Programme, die zwar marketingtechnisch gut aufgemacht sind, aber nicht den erwünschten Erfolg erzielen.

Reflexionsfragen:

Welche Themen könnte ich mittels einer Hypnose lösen?

Wie müsste ein Hypnotiseur sein, damit ich ihm vertrauen und mich auf diesen Prozess einlassen kann?

3.7 Die Symboltechnik

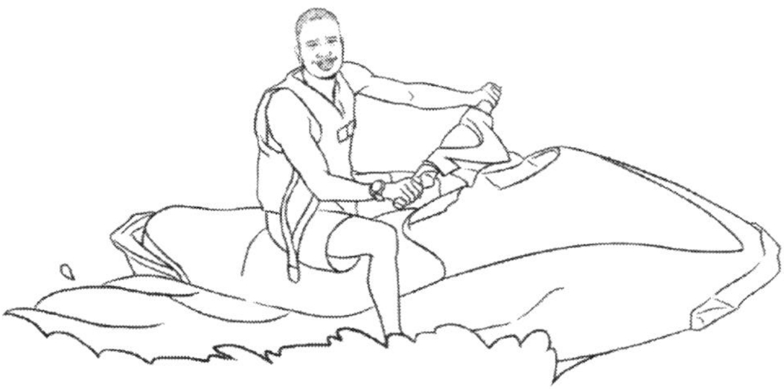

Die Symboltechnik ist eine relativ unbekannte, sehr effektive Möglichkeit, um Gedanken, Gefühle und Emotionen zu verändern. Auch Menschen, die einen weniger guten Zugang zu Ihrer Gefühlswelt haben, können schnelle und gute Ergebnisse erzielen. Ich gebe meinen Klienten diese Technik gerne mit an die Hand, da man sie sehr gut zuhause selbst anwenden kann. Ich erkläre Ihnen die einzelnen Schritte anhand eines Beispiels von Bernd. Er hatte vor unserer Zusammenarbeit ein beklemmendes Gefühl, vor anderen Menschen zu sprechen.

Schritt 1: Das Thema auswählen

Bernd wusste genau, dass er diese Beklemmungen loswerden wollte. Also formulierten wir sein Ziel gemeinsam. Ich erklärte ihm, dass es wichtig ist, dieses positiv auszudrücken und darauf zu achten, dass der Wunschzustand auch in einem Gefühl ausgedrückt werden kann. Es sollte also nicht zu abstrakt sein. Dabei kam folgende Formulierung heraus:

„Ich möchte frei und voller Begeisterung vor anderen Menschen sprechen."

Schritt 2: Symbol auswählen

Nun bat ich Bernd, sich ein kraftvolles und visuelles Symbol zu überlegen, welches sein Ziel repräsentierte. Er entschied sich für:

Ein jubelndes Publikum.

Schritt 3: Eine Liste mit Botschaften erstellen

Nachdem wir das kraftvolle Symbol ausgewählt hatten, ließ ich Bernd sieben Botschaften aufschreiben. Genauso, wie bei den Affirmationen. Dabei kamen Folgende heraus.

- *Ich liebe es, wenn ich frei und begeistert vor anderen Menschen spreche.*

- *Wenn ich souverän vor anderen Menschen spreche, fühle ich mich frei und begeistert.*
- *Freiheit und Begeisterung sind mein Motor im Leben.*
- *Wenn sich andere Menschen durch meine Worte frei und begeistert fühlen, berührt mich das.*
- *Durch das freie und begeisterte Sprechen, kann ich die Welt zu einem schöneren Ort machen.*
- *Mein Gefühl von Freiheit und Begeisterung beim Sprechen, überträgt sich auf das Publikum.*
- *Andere Menschen können sich frei und begeistert fühlen, wenn ich es auch bin.*

Schritt 4: Die zwei magischen Sätze

Bernd hatte seine sieben kraftvollen Botschaften aufgeschrieben. Nun bat ich ihn, vor den Anfang und an das Ende je einen weiteren Satz einzufügen. Er lautete:

„Diese Botschaften werden durch das Symbol des jubelnden Publikums repräsentiert."

Schritt 5: Laut und voller Emotionen vorlesen

Nun laß Bernd den ersten Satz, die sieben Botschaften und den letzten Satz laut vor. Er machte das richtig gut, da er sein ganzes Gefühl einbrachte und sich alles bildhaft vorstellte. Ich spürte richtig, wie sehr ihm sein Ziel am Herzen lag.

Schritt 6: Entspannung pur

Nachdem er voller Motivation seine Botschaften vorgelesen hatte, war es an der Zeit in die Entspannung zu gehen. Bernd schloss seine Augen, legte sein Ziel, das Symbol und die Botschaften vollkommen beiseite. Ich legte etwas Musik auf, während er sich vorstellen sollte, an einem Ort zu sein, an dem er seine Seele einfach mal baumeln lassen konnte. Er wählte:

Einen Strand am Meer, während er den Wellen lauschte und im Sand lag.

Seine Aufgabe war es, nun alles loszulassen, zu vergessen und einfach nur zu entspannen. Das machten wir circa 12 Minuten.

Schritt 7: Tägliche Wiederholung für drei Wochen

Bernd erhielt die Anleitung von mir ausgehändigt und führte dieses Training für die folgenden drei Wochen aus. Bereits nach der ersten Anwendung spürte er eine Veränderung. Nach der ersten Woche war sein Fokus vollkommen auf dem Gefühl der Freiheit und der Begeisterung. Nach zwei Wochen hatte er einen riesen Spaß an dem Gedanken endlich vor anderen Menschen zu sprechen. Und nach drei Wochen hielt er in seiner Firma tatsächlich einen kleinen Vortrag und wuchs über sich selbst hinaus. Der zuvor schüchterne Mann, fühlte sich nun frei und begeistert, wenn er vor anderen Menschen sprach. Eine wundervolle Entwicklung.

Nun ist es an der Zeit, dass Sie es ihm nachmachen. Wählen Sie ein Thema aus und verändern Sie Ihre Gedanken, Gefühle und Emotionen.

Reflexionsfragen:

Welches Thema möchte ich mit dieser Technik lösen?

____

____

____

____

____

____

Welches Symbol wähle ich?

____

____

____

____

____

____

Welche sieben Botschaften verwende ich?

Welche Erfahrungen habe ich mit dieser Technik gemacht?

3.8 Klopftechnik

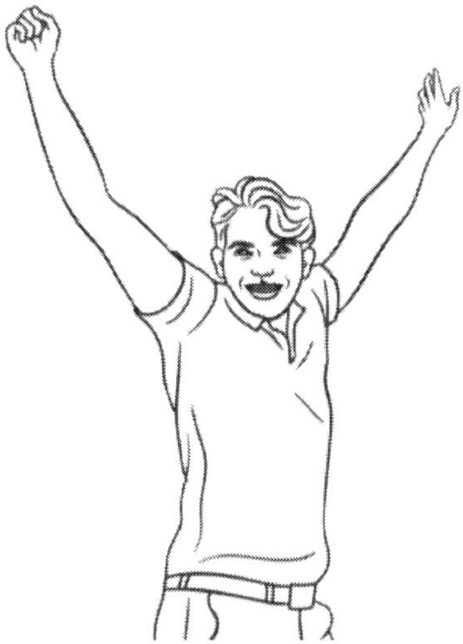

Jetzt kommen wir zu einer fantastischen Methode, um zum Beispiel Ängste oder andere emotionale Zustände zu verändern. Die Klopftechnik ist eine Kombination aus der „Traditionell Chinesischen Medizin" und der modernen Psychologie. Durch das gezielte Klopfen auf bestimmten Energiepunkten findet eine Art Akupressur statt. So können angestaute Gefühle und Emotionen wieder fließen und sich auflösen. Die Klopftechnik gilt als sehr sichere Methode für Selbstanwender. Dennoch ist es nicht verkehrt, sich von einem Profi anfänglich begleiten zu lassen. Sie erinnern sich sicherlich an „Modelling of Excellence".

Wie funktioniert die Technik?

1. Die richtigen Punkte kennen

Zunächst ist es sinnvoll, dass Sie sich die folgenden Punkte merken. Denn auf diesen müssen Sie nachher mit Ihrem Zeigefinger klopfen.

1. höchste Stelle des Kopfes
2. Anfang der unteren Augenbraue
3. außen neben dem Auge
4. mittig unter dem Auge
5. mittig unter der Nase
6. mittig unter der Unterlippe
7. Schlüsselbein
8. unter dem Arm | unterhalb der Achseln

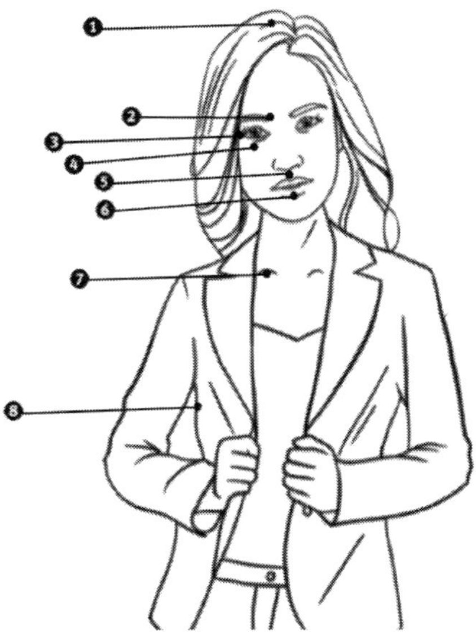

Sollten Sie sich nicht sicher sein, ob Sie die Punkte richtig erwischt haben, ist das nicht weiter tragisch. Selbst, wenn Sie leicht daneben klopfen, kommt das Signal in der Regel an.

2. Das Thema wählen

Wählen Sie nun das Thema, welches Sie belastet. Vielleicht ist es etwas, was Sie in der Vergangenheit erlebt haben und was Sie noch immer belastet. Es kann auch eine akute Emotion sein, die Sie gerade in diesem Moment spüren. Vielleicht ist es aber auch ein Gedanke oder eine Befürchtung. Wichtig ist, dass Sie das Thema in einem Satz formulieren können. Zum Beispiel so:

- *Ich habe mich damals erniedrigt gefühlt, als mein bester Freund mich abgelehnt hat.*
- *Ich fühle mich gerade sehr gestresst und aufgewühlt.*
- *Ich denke gerade an meinen Job, den ich verloren habe.*
- *Ich habe Angst davor, ins Flugzeug zu steigen.*

3. Die Gefühle bewerten

Bewerten Sie nun auf einer Intensitätsskala von 0 bis 10, wie stark Sie das Problem belastet. 10 bedeutet, sehr stark und 0 bedeutet, dass keine Belastung mehr spürbar ist. An diesem Punkt sind Sie mit Ihrer Klopfarbeit fertig.

4. Die Eröffnungsaussage

Nun sprechen Sie einen passenden Startsatz drei Mal aus. Dieser beginnt wie folgt und wird mit Ihrem Problemsatz ergänzt.

Ich akzeptiere und respektiere mich vollkommen, auch wenn ich …

Beispiele für die Ergänzung:

… *mich damals erniedrigt gefühlt habe, als mein bester Freund mich abgelehnt hat.*
… *mich gerade sehr gestresst und aufgewühlt fühle.*
… *gerade an den Job denke, den ich verloren habe.*
… *Angst davor habe, ins Flugzeug zu steigen.*

5. Der erste Klopfdurchgang

Nun benötigen Sie den Satz, den Sie zu Beginn Formuliert haben. Also Ihr Problem, welches Sie bearbeiten möchten. Sie klopfen jeden Punkt in der angegebenen Reihenfolge, mit dem Zeigefinger, 3- bis 7-mal und sprechen Ihren Problemsatz dabei immer wieder aus. Achten Sie bei jedem Durchgang darauf, wie sich Ihr Gefühl verändert.

6. Der zweite Klopfdurchgang

Jetzt machen Sie den zweiten Klopfdurchgang und sprechen dabei Ihre aktuellen Gefühlsempfindungen aus.

Zum Beispiel:

- *Ich habe Anspannung in meiner Brust.*
- *Ich spüre eine Enge in meinem Hals.*
- *Ich fühle eine Kraftlosigkeit in meinem Körper.*

Sie klopfen dabei wieder jeden Punkt in der angegebenen Reihenfolge, mit dem Zeigefinger, 3- bis 7-mal.

7. Der dritte Klopfdurchgang

In diesem Durchgang sprechen Sie eine positive Affirmation, während Sie klopfen.

Zum Beispiel:

- *Ich habe mir selbst und meinem besten Freund verziehen.*
- *Ich fühle mich immer wohler und entspannter.*
- *Ich bin zuversichtlich, dass ich einen neuen und besseren Job finde, der noch besser zu mir passt.*
- *Ich freue mich auf meine Urlaubsreise und werden den Flug meistern.*

Sie klopfen dabei wieder jeden Punkt in der angegebenen Reihenfolge, mit dem Zeigefinger, 3- bis 7-mal.

8. Wiederholung und Überprüfung

Wiederholen Sie die Schritte zwei bis sieben mehrfach und überprüfen im achten Schritt immer wieder, wie stark sich die Belastung Ihres Themas noch anfühlt. Nehmen Sie dafür wieder die Skala von 0 bis 10. Sobald Sie bei der 0 angekommen sind, ist der Klopfprozess abgeschlossen.

Reflexionsfragen:

Welche Themen möchte ich mit der Klopftechnik angehen?

____

____

____

____

____

____

Welche Erfahrungen habe ich mit der Klopftechnik gemacht?

____

____

____

____

____

3.9 Professionelles Coaching mit dem Simpson Protocol

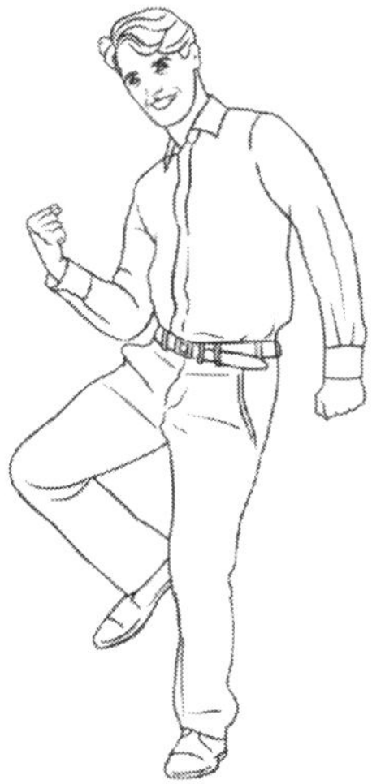

Beim Simpson Protocol handelt es sich um eine beachtenswerte und sehr erfolgreiche Hypnoseart, bei der der Hypnotiseur mit dem Klienten in einem sehr tiefen Zustand arbeitet. Lange Zeit war es nicht möglich, in dieser Tiefe mit Hypnose zu arbeiten. Ines Simpson ist die Erfinderin und ist eine mehrfach prämierte Hypnotiseurin aus Kanada. Ihr haben wir es zu verdanken, dass diese Form der Persönlichkeitsentwicklung und Therapie möglich ist. Mit dieser Technik können weit größere und schnellere Erfolge erzielt werden, als mit vielen anderen Methoden.

In diesem tiefsten Trancezustand ist es dem Hypnotiseur möglich, den Geist zu einer positiven Veränderung anzuleiten, ohne dass der Klient über das Problem sprechen muss. Das Simpson Protocol gehört in den USA und in Kanada schon länger zu den gängigen Hypnosemethoden. In Deutschland hingegen ist diese bewährte Methode noch relativ unbekannt. Nur sehr wenige Hypnotiseure wenden es bisher professionell an.

Durch die Arbeit in diesem tiefen Zustand der Hypnose, können sogar sehr hartnäckige und tief verwurzelte Blockaden, Einschränkungen und Probleme in kürzester Zeit gelöst werden. Oftmals reicht eine Sitzung von circa 2-3 Stunden aus, um sehr intensive, positive Veränderung im Leben des Klienten herbeiführen zu können. Beim Simpson Protocol kann auf lange und ausschweifende Vorgespräche verzichtet werden.

Wichtig ist bei dieser Technik der hypnotische Zustand selbst. Anders als bei vielen anderen Hypnosemethoden wird hier nicht mit Botschaften gearbeitet. Die Kommunikation findet über ideomotorische Fingersignale statt. Durch den tiefen Zustand sind Raum und Zeit nur noch nebensächlich, wodurch die Länge einer Sitzung nicht genau abzuschätzen ist.

Praxis a
hausärztl. G
Dr. r
Dr. r
Dr. ı
Dr.
Neuötting
84503 Altötting
Tel.: 08671-6817 Fax: 0867
Rezepttelefon: 08671-8838122

Termine:

MO DI MI DO FR 3.5. um 7 30 Uhr
MO DI MI DO FR um Uhr
MO DI MI DO FR um Uhr
MO DI MI DO FR um Uhr

Bei Verhinderung bitten wir Sie, ihren Termin rechtzeitig abzusagen. Vielen Dan

Sprechzeiten
Mo - Fr 7.30 - 12.00 Uhr
Di, Do 15.00 - 18.00 Uhr
und nach Vereinbarung

'artige Methode spe- … möglich, dass ich … lung mitgebe. … geeignet. Den- … henden Mög- … im Leben ste- … ch doch nicht … as gedacht ha- … hen, empfehle … ildeten Coach, … itet. Wenn Sie … nnen Sie mich … n kann Ihnen aufzeigen, was bei mir möglich ist. Ebenso kann ich Ihnen, je nach Spezialgebiet weitere Kollegen empfehlen.

info@der-vitalisierer.de

Reflexionsfrage:

Welche Themen könnte ich mir vorstellen, mit dem Simpson Protocol zu lösen?

____

____

____

____

____

____

So bleibt Ihr Selbstbewusstsein dauerhaft stabil

Ein umfangreiches Buch zum Thema Selbstbewusstsein geht nun zu Ende. Ich hoffe und wünsche mir für Sie, dass Sie niemals aufhören, an sich zu arbeiten und zu wachsen. Denn Leben bedeutet Wachstum.

Sie haben erfahren, was Selbstbewusstsein ist, wie es entsteht und haben zahlreiche Tipps, Tricks und Werkzeuge mit an die Hand bekommen.

Als ich noch jung war, machte es mich stolz, wenn ich ein Buch fertiggelesen hatte. Es gab mir das Gefühl, etwas abzuschließen. Irgendwann erkannte ich jedoch, dass die eigentliche Arbeit erst dann beginnt. Wenn Sie dauerhaft ein stabiles Selbstbewusstsein haben wollen und dieses weiterentwickeln möchten, dann sollten Sie dieses Buch immer griffbereit haben und ständig damit arbeiten. Denn ganz gleich, auf welchem Level Sie sich jetzt gerade befinden – Es geht immer besser. Und genau das wünsche ich Ihnen von ganzem Herzen.

Ich habe alle Informationen mit großer Sorgfalt und basierend auf meiner praktischen Coaching-Erfahrung für Sie zusammengefasst. Mein Ziel ist es, Ihnen schnell und einfach zu größerem Selbstbewusstsein zu verhelfen. Dieses Buch ist kein Werk, in dem über epische Seiten hinweg lediglich homöopathischer Informationsgehalt vermittelt wird. Sie haben prägnant und lösungsorientiert konkrete Tools und Informationen, die Sie wirklich benötigen, erhalten. Daher habe ich auf unnötiges „Bla Bla“ verzichtet. Ich weiß aus Erfahrung, dass dieser Inhalt für eine schnelle Verbesserung sorgen wird – wenn Sie diesen auch wirklich einsetzen.

Nehmen wir einmal an, Sie möchten sich einen Tisch zusammenbauen. Sie gehen zu einem sehr bekannten schwedischen Möbelhandel und kaufen dort Ihren Wunschtisch, als Bausatz. Anschließend bekommen Sie von einem Bekannten, von dem Sie wissen, dass er schon genau den gleichen Tisch selbst zusammengebaut hat, sehr hochwertige Werkzeuge. Was passiert, wenn Sie nicht anfangen diese Werkzeuge auch wirklich einzusetzen, um Ihren neuen Tisch zusammenzubauen? Richtig! Gar nichts! Wenn Sie wirklich Ihre Situation verändern möchten, können nur Sie die Werkzeuge benutzen. Ich kann es nicht für Sie tun. Was ich dafür tun kann und werde ist, Ihnen die besten Werkzeuge zusammengefasst auf dem Silbertablett zu übergeben. Das habe ich mit diesem Buch getan. Somit können Sie direkt in die Umsetzung gehen.

Ich wünsche Ihnen, dass Sie mit diesem Werk viel mehr gefunden haben, als das, wonach Sie eigentlich suchten. Die besten Bücher nutzen Ihnen erst dann etwas, wenn Sie auch wirklich beginnen zu Handeln und das neue Wissen umsetzen. Sollten Sie Fragen oder Feedback zu diesem Buch oder zu meiner Arbeit haben, nehmen Sie gerne Kontakt mit mir auf. Ich freue mich darauf, Sie persönlich kennenzulernen und gemeinsam mit Ihnen noch größere Ziele zu erreichen.

Ich bin an Ihrer Seite

Julian Walden

Der Vitalisierer

Danksagung

An dieser Stelle möchte ich allen Menschen danken, die mich auf meinem Weg begleitet haben. Jeder einzelne hat dazu beigetragen, dass ich heute das Leben führen darf, welches ich führe.

Meinen Eltern danke ich dafür, dass Sie dafür gesorgt haben, dass ich das Licht der Welt erblickt habe, mich bei allem was ich tue unterstützen und immer hinter mir stehen.

Bei Yvonne bedanke ich mich dafür, dass Sie mich liebt, so wie ich bin, mich in dem was ich tue immer unterstützt und dass wir gemeinsam in diesem Leben durch- und miteinander wachsen.

Bei Paul bedanke ich mich dafür, dass er den ein oder anderen roten Knopf an mir drückt und ich hierdurch wachse.

Ich bedanke mich aus tiefstem Herzen bei meinen Mentoren und Ausbildern, die mich durch die Vermittlung Ihres Know-How's stetig noch besser werden lassen und hierdurch Ihnen liebe Leser/in noch größeren Nutzen zu bieten. Ohne ein paar dieser wichtigen Menschen hätte ich wahrscheinlich niemals meine Berufung als Coach gefunden, weshalb ich diesen Menschen sehr dankbar bin, allen voran Reinhard – danke dafür, dass Du in mir schon ganz früh etwas gesehen hast, was ich dort selbst noch nicht sehen konnte.

Ebenfalls bedanken möchte ich mich bei Benny, Rouven und Thorsten, die für mich das verkörpern, was ich mir unter wahren Freunden vorstelle.

Bei Ralph bedanke ich mich dafür, dass er mir sein Vertrauen schenkt, mich motiviert und fördert.

Bei Robert Dominic bedanke ich mich für viele grafische und kreative Meisterleistungen, wertvollen Austausch und dafür, dass er der beste Verleger ist, den ich mir vorstellen kann.

Bei Franca bedanke ich mich, da sie mich dabei unterstützt, als Mensch, Coach und Trainer immer noch besser zu werden.

Bei Regina, Andy und Sarah bedanke ich mich für Inspiration und bereichernden Austausch.

Ganz besonders bedanke ich mich bei jedem einzelnen meiner Klienten. Ich bin sehr dankbar für euer Vertrauen.

Und natürlich möchte ich mich auch sehr bei Ihnen bedanken liebe/r Leser/in, dass Sie mir, genau wie meine Klienten im 1:1 Coaching Ihr Vertrauen schenken. Ich wünsche Ihnen, dass Sie das Selbstbewusstsein entwickeln, welches Sie sich wünschen, denn diese Zeiten erfordern mehr selbstbewusste und mutige Menschen, die ihren Lebensweg nach ihren eigenen Vorstellungen realisieren und nicht nach den Vorstellungen von anderen.

Ergänzende Literatur

Sorge Dich nicht – lebe!, Knaur – 2001 von Dale Carnegie

Kommunikation des Herzens, ShenDo Verlag - 25. Juli 2013 von Dr. Rahasya Fritjof Kraft

Ein neues Ich, Koha - 10. Oktober 2012 von Dr. Joe Dispenza

Emotionen: Frei von Angst, Eifersucht, Wut, Goldmann Verlag - 1. Juni 2000 von Osho

Gute Beziehungen, Klett-Cotta - 4. Auflage September 2016, von Thomas Gordon

Das Prinzip des geistigen Erfolgs, Allegria - 1. Auflage Dezember 2004, von Anthony Robbins

Das Power Prinzip, Ullstein - 1. Oktober 2004, von Anthony Robbins

Gewaltfreie Kommunikation, Junfermann - 10. Auflage 16.Juni 2012, Marshall B. Rosenberg

EQ. Emotionale Intelligenz, dtv Verlagsgesellschaft – 1. Mai 1997, von Daniel Goleman

Emotionale Intelligenz 2.0, mvg Verlag - 4. März 2016, von Travis Bradberry & Jean Greaves

Die Macht der Emotionen, Piper ebooks 8. Dezember 2014, von François Lelord

Emotionen als Ressourcen, Beltz - 3. September 2013, von Dr. Jan Glasenapp

Gefühle im Griff, Springer 1. Juni 2015, von Barnow, Reichenbacher

Das große Buch der Gefühle, Beltz -1. Oktober 2014, von Udo Baer & Gabriele Frick-Baer

Wenn die Haut zu dünn ist, Kösel-Verlag - 11. Auflage 25. April 2014, von Rolf Sellin

Werde wer Du sein willst, GRÄFE UND UNZER Verlag GmbH - 5. September 2015, von Robert Betz

Ihr Feedback

Mich freut es sehr, wenn Ihnen dieses Buch gefallen hat. Noch viel mehr freue ich mich, wenn es Sie dazu inspiriert Ihr Leben noch schöner zu machen. Wenn Sie Erfolgsgeschichten, Anregungen oder Verbesserungsvorschläge haben, schreiben Sie mir doch bitte eine E-Mail:

info@der-vitalisierer.de

Ebenso freue ich mich über konstruktives Feedback, da ich viel Zeit und Energie investiert habe, um dieses Buch zu schreiben und ich es stetig weiter verbessern möchte. Über eine Rückmeldung in Form einer Rezension auf Amazon freue ich mich.

Haftungsausschluss

Der Autor übernimmt keinerlei Gewähr für die Aktualität, Korrektheit, Vollständigkeit oder Qualität der bereitgestellten Informationen und weiteren Informationen. Haftungsansprüche gegen den Autor, welche sich auf Schäden materieller oder ideeller Art beziehen, die durch die Nutzung oder Nichtnutzung der dargebotenen Informationen bzw. durch die Nutzung fehlerhafter und unvollständiger Informationen verursacht wurden, sind grundsätzlich ausgeschlossen, sofern seitens des Autors kein nachweislich vorsätzliches oder grob fahrlässiges Verschulden vorliegt. Alle Angaben wurden vom Autor mit größter Sorgfalt und nach bestem Wissen und Gewissen recherchiert oder spiegeln seine eigene Meinung wider. Der Inhalt des Buches passt möglicherweise nicht zu jedem Leser und die Umsetzung erfolgt ausdrücklich auf eigenes Risiko. Es gibt keine Garantie dafür, dass alles genau so, bei jedem Leser, zu genau den gleichen Ergebnissen führt. Der Autor und/oder Herausgeber kann für etwaige Schäden jedweder Art aus keinem Rechtsgrund eine Haftung übernehmen.

Der Autor hat bei der Erstellung dieses Buches sämtliche Informationen und Ratschläge mit Sorgfalt recherchiert und geprüft. Sie ersetzen jedoch keinen medizinischen Rat. Daher erfolgen alle Angaben ohne Gewähr. Verlag und Autor übernehmen keine Haftung für Schäden oder Nachteile, die sich aus der Umsetzung der in diesem Buch dargestellten Inhalte ergeben. Der Leser erkennt dies an. Sollten Sie unter Erkrankungen leiden oder sich unsicher sein, ob die Informationen und Techniken, aus diesem Buch, auch für Sie geeignet sind, dann suchen Sie vorab bitte unbedingt einen erfahrenen Arzt oder Heilpraktiker auf.

Urheberrecht

Alle Inhalte dieses Werkes sowie Informationen, Strategien, Methoden, Techniken und Tipps sind urheberrechtlich geschützt. Alle Rechte sind vorbehalten. Jeglicher Nachdruck – auch nur auszugsweise – in irgendeiner Form wie Fotokopie oder ähnlichen Verfahren, Verarbeitung, Vervielfältigung und Verbreitung mithilfe von elektronischen Systemen jeglicher Art ist ohne ausdrückliche schriftliche Genehmigung des Autors untersagt. Die Inhalte dürfen keinesfalls veröffentlicht werden. Bei Miss-achtung behält sich der Autor rechtliche Schritte vor.

Bildquellen

- Michael Sommer (Fotograf),
- Doodly v. 2.4.9,
- Shutterstock @ Evgeniyqw, @ Dean Drobot

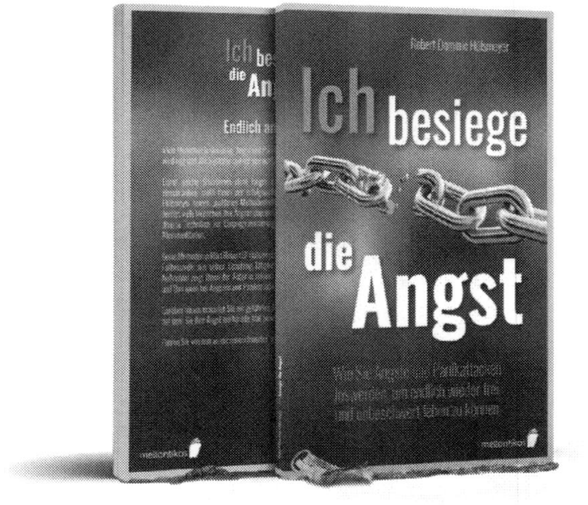

Ich besiege die Angst

Viele Menschen leiden unter Angst und Panikattacken. Der Körper zittert, der Hals wird eng und alle Systeme spielen verrückt.

Damit solche Situationen nicht länger Ihren Alltag und Ihre Lebensqualität einschränken, stellt Ihnen der erfolgreiche Coach und Autor Robert Dominic Hülsmeyer seinen „goldenen Methodenkoffer“ zur Verfügung, mit dessen Hilfe bereits viele Menschen ihre Ängste überwinden konnten. Er enthält unter anderem diverse Techniken zur Umprogrammierung des Unterbewusstseins sowie eine Atemmeditation.

Seine Methoden erklärt Robert D. Hülsmeyer leicht verständlich und anhand vieler Fallbeispiele aus seiner Coaching Tätigkeit sowie aus seinem eigenen Leben. Außerdem zeigt Ihnen der Autor in seinem Buch, welche klassischen Strategien und Therapien bei Ängsten und Panikattacken eingesetzt werden.

Darüber hinaus erwartet Sie ein geführtes Audioprogramm zum Gratis Download, mit dem Sie Ihre Angst ein für alle Mal bewältigen können.

Führen Sie von nun an ein unbeschwertes und freies Leben!

auf

amazon.de

Printed in Poland
by Amazon Fulfillment
Poland Sp. z o.o., Wrocław

89309902R00122